건강상태를 측정하는
생체검진법

건강상태를 측정하는
생체검진법

최희석(한의학 박사) 지음

머리말

건강해질 수 있을까?

우리는 건강한 상태를 원하고 아플 때는 병의 치료를 원한다. 하지만 현실은 불건강 상태에 빠진 경우가 많고 그 상태로 머물러 있는 경우도 있다. 질병 상태에 놓일 경우 그 병으로부터 자유롭지 못하거나 치유되기 어렵다. 여러 병원을 다니고 많은 치료비를 지출함에도 불구하고 현실은 변함없다. 그 이유가 무엇일까? 그중 하나는 몸의 상태가 정확히 진단(診斷)되지 않아 엉뚱한 치료 방법을 반복적으로 행하고 있기 때문이다. 내 몸에 맞는 보다 정확한 진단이 이뤄진다면 건강이 증진되고 질병으로부터 치유될 수 있다.

자신의 몸 상태를 아는 것이 먼저이다

오장육부의 건강상태를 제대로 알지 못한다면 자신이 아는 그 어떤 건강법과 첨단 치료법도 아무런 소용이 없게 된다. 오진(誤診)은 오치(誤治)를 낳는다. 더욱이 풍전등화와 같은 중병의 상태를 인식하지 못하면 어떻게 다스리겠는가?

오늘날 많은 사람이 병들어 있고, 그 상태를 뒤늦게 발견하여 사경을 헤매고 있는 것을 흔히 볼 수 있다. 사후약방문(死後藥方文)이 되지 않기를 바라는 뜻으로 이 책을 출판한다.

건강의 길을 묻는 그대에게

지금까지 몇 권의 의학 관련 책을 출판했는데 후학에게 물려줄 만한 책은 『임상맥진강좌입문』, 『심의, 마음을 읽는 한의학』이고 자손에게 전하고 싶은 책은 『태교신기』 해설서이다. 앞으로 일생에 걸쳐서 후대에 길이 전하고자 준비하고 있는 책은 『동의보감』과 『동의수세보원』 해설서이고, 대중용으로 준비 중인 서적은 건강증진의 방법에 관한 책자이다.

10년 전쯤 고교 동창생이 내게 말하길 의사는 많아도 건강실천법으로 마땅히 도움이 되는 책은 없다고 하면서 귀감이 되어 실천할 만한 책을 만들어보라고 했다. 늘 그 말을 염두에 두고 오다가 이제야 그의 시발이 될 수 있는 한 부분을 정리하였는데 이는 건강실천을 위한 건강검진에 관한 책이다.

한의사로서 매일 환자를 진찰하고 건강법을 안내하고 있으나, 환자에게 자세하게 그 방향과 방법을 제시하지 못하는 면이 있다. 이는 핑계 같지만 나만의 문제가 아니라 우리나라 건강보험 의료시스템에 의한 의료인의 전반적인 상황이라고 본다. 암환자나 오랫동안 투병 중인 환자도 일상적인 식이요법과 같은 기본 건강법이나 어떤 의학 정보도 갖지 못하고 내원하는 경우가 있다. 하물며 일반 병증의 환자야 오죽하겠는가. 오늘날 TV 방송에서 수준 높은 건강프로그램을 제작하여 상영하는 경우가 많아 국민의 요구에 부흥하고 있는 점은 그나마 다행이다.

의료와 건강정보에 대한 대중의 기대에 비해 의학계는 아직 미흡한 점이 많다. 의료정보가 공개되고 확산되어 많은 사람들이 건강정보를 가지고 있다. 그런데 자신의 건강상태를 잘 알지 못하고 의학지식이나, 대체요법사에게 의지해서 건강을 증진시키고자 하지만 별 다른 효과를 보지 못하거나 도리어 나빠지기도 한다. 자신의 건강상태를 큰 틀에서 이해하고, 병증 깊이의 정도를 이해할 수 있다면 자신에게 맞는 건강법과 치료법을 선택할 것이고 그래야만 효과적인 성과가 있으리라 본다. 생체 건강검진법을 통해서 평소 자신의 몸 상태를 잘 알고 가벼운 감기몸살에서 고혈압, 당뇨 등 성인병과 불임, 암, 중풍 등 중증의 질환에 이르기까지 조기에 예측하여 미연에 방지하고 치유할 수 있었으면 하는 바람이다. 또한 이미 병발한 상태여도 몸 상태에 따라 적절한 치료를 할 수 있길 바란다.

이 책이 건강실천 서적은 아니지만, 생체에너지의 상태를 보다 분명히 알고 그에 맞는 건강법을 실행하는 데 있어 올바른 나침반이 될 수 있으리라 생각한다. 우리가 건강한 삶의 길을 가는 데 얼마나 많은 누수와 헛됨이 있는지 부디 성찰하여 자신의 건강에 도움이 되길 바란다.

빛고을에서 최희석

차례

PART 02 건강의 길을 찾는 한의 진단법의 연구

PART 03 건강상태를 측정하는 대체검진방법

들어가며 – 건강상태를 진단하는 책을 발간하게 된 동기 • 157

PART 01

건강을 찾아서

제1장 건강하게 살자

1. 건강을 회복해야 하는 이유

왜 건강하게 살아야 할까? 많은 사람들이 건강을 위해서 정성을 다하고 노력해야 할 정도로 건강을 중요시한다. 우리는 대충 살지 않고 건강하게 살려고 노력한다. 사회 여기저기에서 건강, 건강하며 건강을 찾는다. 왜 Well-Being의 바람이 불고, 건강식품, 건강을 위한 운동이 유행할까? 이러한 질문은 당연한 인간의 생리적인 요구이기에 답변이 필요 없는 원론적인 질문이지만 한번 짚어볼 필요가 있다.

1) 꿈과 이상을 이루기 위해서

누구나 태어난 이유가 있을 것이고, 자신의 삶에서 반드시 이루고 싶거나 해야 할 일이 있을 것이다. 더러는 태어난 이유를 잠시 잊어버렸을 수도 있고, 죽는 순간까지 평생 깨닫지 못하고 지나갈 수도 있을 것이다. 하지만 대체로 삶에는 꿈과 이상이 있기 마련이다. 그저 사람으로 태어난 것만으로도 깊은 감사의 기도를 드릴 수 있겠지만 인간은 힘써 노력하고 정진해서 꿈과 이상을 이루길 희망한다.

꿈과 이상을 이루기 위해서는 보다 확실한 준비가 필요하다. 또한 많은 인내와 노력, 헌신이 필요하다. 왜냐하면 대부분의 꿈은 쉽게 이루어지지 않기 때문이다. 이처럼 인내하고 노력해서 뭔가 이루려면 그만큼 건강성이 유지되어야 한다. 어느 정도 건강성을 유지해야 자신이 원하는 꿈과 이상을 실현할 수 있다. 즉, 건강성은 꿈과 이상을 이루기 위한 기본적인 신체의 토대이다. 만약 건강이 약화되면 매사 정성스럽지 못하고 정진하지도 못할 확률이 높아 꿈과 이상을 이루기가 그만큼 어려워진다. 건강악화로 인해 중도 포기하거나 낮은 차원의 세속적인 꿈과 이상에 머물며 그 안에서 자족하는 삶을 살 수도 있다. 불건강하면 힘차게 정진하며 활동하기에는 힘이 들기 때문이다. 또한 헌신적인 삶의 태도를 가졌다고 하여도 불건강으로 인해서 약화되고 끝내는 불가능하게 될 우려가 크다. 중풍으로 반신불수가 되거나, 암으로 투병을 시작하였다면 자신이 이루고자 하는 꿈과 이상은 잠시 접어야 할지 모르고 그중에는 영영 기회가 되돌아오지 않을 수도 있다.

10대, 20대에 중병으로 생사의 기로에 선 환자를 본 적이 있다. 꿈과 이상을 펴기도 전에 접을 수밖에 없었다.

장래가 촉망되는 한 30대 의료인은 자신의 가족력만 신경 쓰고 나머지 요소는 살피지 않고 학문에 열중하다 건강을 잃게 되었다. 이후 불치상태에 이르러서야 뒤늦게 자신의 정확한 상태를 발견했으나 운명을 달리했다. 사후에 따르던 후배들이 그의 학문적 성과를 모아 출판을 하기도 했지만 건강을 잃지 않고 학문을 지속했다면 더 큰 업적을 남겼을 수도 있을 것이다.

2) 가족과 사회에 필요한 사람이 되기 위해서

우리가 건강해야 하는 또 하나의 이유는 삶의 터전이 되는 가정과 사회에서 자신의 역할을 충실히 하기 위해서이다. 건강해야 가정에 충실할 수 있는 가능성도 커지게 된다. 건강을 잃거나 약화되면 자신이 원하는 만큼 가족에 봉사하지 못하거나 함께하지 못하는 경우가 많다. 모든 환자가 그렇다는 것은 아니지만, 중풍에 걸리거나 암이 발견되는 경우가 그렇다. 환자가 발병한 처음에는 자신의 고통을 쉽게 받아들이지 못하거나 건강을 잃음으로써 가족 전체의 분위기가 어두워지고 어떤 경우에는 일평생을 가족의 보호 속에서만 머물러 있는 경우가 있다.

예를 들면 ① 중풍의 발생으로 반신불수(半身不遂)가 되어 언어장애 및 행동장애를 앓아 일상적인 노동이나 활동을 못 하고 남은 일생을 요양만을 하면서 보내는 경우도 있다. ② 또한 심장병으로 수술을 하여도 그 뒤 인생은 예측할 수 없는 불안 속에서 삶을 살 수도 있다. ③ 신부전증이나 간경화와 같은 중증의 경우도 난치성 때문에 장기적인 생명유지가 어려울 수 있고 일상생활을 하는 데 많은 제약이 따른다. 이렇게 몸의 건강을 잃으면 가정과 사회에서 자신이 하고자 하는 일 또는 해야 할 일을 제대로 하지 못하게 되고, 오히려 짐스러운 존재가 되기도 한다. ④ 그래서 중·노년이 되면 행여 중풍이나 치매로 쓰러져 가족의 짐이 되지 않을까 걱정하기도 한다.

물론 건강해야만 사회적으로 성공하고 가정에 도움이 된다는 것은 아니다. 또한 육체적으로 건강한 사람들이 대체로 가정과 사회에서도 건강성을 유지하느냐 하는 것은 더더욱 아니다. 하지만 건강을 잃으면 자신이 원하는 만큼 일과 활동을 하기 어려워지고, 중병에 걸린다면 아무것도 못하게 되는 경우가 많다는 현실을 말하는 것이다. 일정한 건강성을 유지해야만 자신이 원하는 일과 역할을 수행할 수 있는 기본적인 체력을 지닐 수 있고, 삶의 과정에서 받게 되는 과로나 스트레스, 불합리한 상황 등을 이겨낼 수 있다.

한 남자는 30대에 중풍으로 쓰러져 10여 년간 요양병원을 전전하면서 병원생활을 하고 있는데, 반신불수의 행동장애로 일체 거동이 부자연스러워 가장이나 남편으로서 역할을 하지 못하고 있다. 그 부인은 남편이 쓰러진 이후 지금까지 가장으로서 생활비 벌이와 가사를 도맡아 억척스럽게 삶을 살고 있다. 이와 유사한 사례는 주위에 많다.

한 남자는 60대 초반으로 최근 암 진단을 받았다. 아직 생명력이 유여하여 몇 년간 생존 가능하지만, 주위 가족들은 이제 살만 하니 불치병에 걸렸다고 슬픔이 크다. 오늘날에는 70대 초반까지는 일정한 건강성을 유지해야 가족에게 슬픔이나 짐이 되지 않는 것 같다.

3) 중한 질병으로부터 고통을 받지 않기 위해서

우리가 건강해야 하는 이유는 건강성을 잃음으로써 심신의 고통을 받기 때문일 것이다. 아마 건강성을 잃어가면서 받은 고통 때문에 우리는 치료를 하려고 하는지도 모른다. 다시 말해서 몸의 불편함이 없다면 어떤 치료도 받을 생각을 갖지 않을 것이다. 병이 중한 상태인데도 자각적으로 아무런 불편함이 없다면 치료를 소홀히 하거나 등한시할 것이다.

그런데 병은 하루아침에 발생하지 않으며 난치성일수록 여러 단계를 거쳐서 수년간 서서히 악화되어 전변된다. 현재 최상의 건강상태를 유지하는 사람이 아니더라도 일정한 건강성을 유지하고 있다면 여타의 치료나 건강법을 익혀서 새로이 시작할 필요는 없을 것이다. 하지만 현대인들은 여러 가지 불건강한 요소-스트레스, 식생활 불량,

마음의 손상, 자세불량 등-에 의해서 건강이 약화된 상태에 빠져 있다. 또한 그런 상황이 차츰 악화되는 경향이 있기 때문에 평소 불건강한 상태에서 건강을 증진해야 하고 그럴 수 있는 건강법을 익힐 필요가 있다. 더욱이 질병의 상황이거나 질병 직전의 상태라면 적절한 치료를 통해서 회복할 필요가 있다.

중병으로 전변될 경우에는 너무나 많은 고통을 앓는 것을 주변에서 흔히 볼 수 있기 때문이다. 예를 들면,

① 허리통증이 지속되어 요추 디스크로 수술을 해야 하는 경우. 또 요추 수술 이후에도 여전히 원인이 되는 생활 및 작업자세의 불량 등으로 척추 관리를 소홀히 하여 재차 수술을 해야 하거나 수술 이후에도 여전히 요통이 심하여 일상생활에 제약이 되는 경우

② 무릎 관절증으로 시작하여 악화되면 관절염이 되고 또 진행되어 무릎수술을 하게 되는 경우나, 악화되어 2, 3차 수술을 해야 좀 나은 상태가 되지만 무릎관절의 불편함이 전신 불편으로 이어져 반병신으로 살아야 하는 경우

③ 유사 류머티즘 관절염을 앓더니만 지속 악화되어 관절염증이 되고, 손발관절의 외형 변화(변형)와 활동제약으로 일상 생활하는 데 불편함을 지속하는 경우

④ 단백뇨와 혈뇨를 앓던 사람이나 만성신장염을 앓던 사람이 병원의 치료를 받는 과정에서도 적절한 관리를 하지 못하여 신부전증으로 악화되어 일평생 투석을 해야 하는 경우를 주위에서 볼 수 있다.

⑤ 고혈압과 당뇨를 앓다가 악화되어 시력이 약화되거나 잃게 될

경우, 혹은 중풍으로 반신불수가 되거나 버거스 질환이 합병되면서 손발의 염증과 궤양이 진행되어 생명을 위협하는 경우 등

⑥ 만성 지방간이나 간염상태에서 음주나 고량진미의 식생활을 하거나 과도한 울화의 스트레스를 지속적으로 받아서 간경화, 간암으로 진행되어 생사를 달리하는 경우

⑦ 만성위염, 만성방광염 혹은 만성자궁염증이나 만성전립선염 등에서 그대로 있지 않고 시간의 흐름에 따라 악화되어 암화(癌化)되는 경우

⑧ 소아시기의 불건강성이 지속되다가 청소년기를 지나 20~30대 장년이 되어 불임, 고혈압, 당뇨 등 성인병이나 그보다 더 중한 암과 같은 중병으로 심화되어 생사를 달리하는 경우 등을 볼 수 있다.

그러므로 병은 가벼울 때 다스리고 치료하여 건강을 회복해야 한다.

2. 몸은 건강을 원한다

새삼스러운 말도 아니지만 우리 몸은 건강을 원한다. 그런데 우리는 몸을 위한다, 건강을 위한다면서 실제는 몸을 해롭게 하거나 가혹하게 다루는 경우가 많다. 과식, 운동 과다, 스트레스를 누적시키는 모습에서 그 예를 쉽게 찾을 수 있다. 또한 몸에서 요구하지 않은 음식뿐만 아니라 건강식품이나 약을 오남용함으로써 몸을 해롭게 하기까지 한다. 몸은 건강을 원하지만, 불건강한 생활을 통해서 도리어 건강성을 떨어뜨린다. 몸이 건강하지 않으면 몸에서는 반응이 나타난다. 결리고, 저리고, 무겁고, 기운 없고, 가렵고, 열나고, 춥고, 아픔이 온다. 이런 신호들은 몸이 건강하길 원한다는 뜻이다.

자신의 뜻과 의지를 펼치고 잘살려면 건강이 잘 유지되어야 한다.

몸이 건강하지 못하여 자신의 생각과 의지를 펼치지 못하는 사람은 허다하다. 몸이 나약해지고 병들면 심혈을 기울여 정진하지 못하기에 자신이 정작 해야 할 일을 하지 못하게 된다.

몸은 원래 건강한 상태로 회복하기를 바란다. 정말로 몸의 건강을 생각하고 몸의 요구에 따라 생활하고 치유해야 한다. 원래 몸은 건강하였고 건강을 염원하기에 병으로부터 단기간에 치유될 수 있으며, 불치상태에서도 간혹 기적이 일어나곤 한다. 불건강한 몸에도 충분히 건강한 신호와 정보를 줄 때, 그 증상과 신호들은 온데간데없이 사라지면서 차츰 회복된다.

건강이 상하면 몸은 관심 있게 보아달라고 상황에 따라서 점점 여러 가지 신호를 나타낸다. 그럼에도 불구하고 이를 무시하고 오래 방치하면 병이 깊어지면서 몸은 견디기 어려워진다. 이때 나타나는 것이 중병(重病), 난치병(難治病), 불치병(不治病)이다.

몸은 이렇게 진실로 건강을 원하는 데도 불구하고 우리는 몸의 건강 요구를 무시하고 사는 경우가 대부분이다. 어떤 그럴싸한 이유를 대고서 말이다. 건강하게 살지 않으면 몸이 괴로워지고 결국 언젠가는 생기가 소멸(消滅)하고 만다. 몸을 통해서 우리는 자연의 이치를 배우고 생로병사(生老病死)를 통해서 자연의 지혜를 터득한다. 언젠가 죽어 없어질 몸이 살아 있는 동안 건강을 원하는 것은 몸에 주의가 묶여서 답답하게 살지 말고, 뜻대로 잘살기를 바라기 때문이다. 그래서 몸은 건강을 원한다.

몸에 주의가 묶여서 헤매는 것은 병든 징후이다. 그것은 물질세포의 병변(病變)이나 신경정신적 문제에서 비롯되지만 우리는 병들면 몸의 좋지 않은 부분에 더 집착하게 된다. 병들면 몸으로부터 자유로워지기보다는 몸의 좋지 않은 부분에 묶이게 되는데 그것은 그동안 자신[몸]을 소홀히 하여 이제부터라도 주의와 관심, 사랑을 바라는 표현을 몸이 하는 것이라고 본다.

이제는 고혈압, 당뇨, 비만, 간질환, 암 등 성인병(成人病)을 건강하지 못한 습관에서 발병한다고 하여 '생활습관병'이라고 한다. 생활습관[Life Style]은 우리 의식(意識)에서 몸을 관리, 조정한다는 것을 의미한다. 몸을 불합리하고 부자연스럽게 사용하는 모습은 건강하지 못한 생활습관이다. 우리가 의지(意志)로써 불건강한 습관으로부터 벗어나 자연스럽고 건강한 생활습관으로 돌아설 때 건강해질 수 있다. 혹자는 역으로 불건강한 습관도 몸이 요구해서 그리되었다고 주장한다. 예로 과로(過勞: 운동과로), 과음(過飮), 흡연, 불규칙한 식사, 안일한 생활 등이 몸에서 요구하는 생리현상이라고 말한다. 그 사람은 자신의 심신(心神)이 물질적인 몸의 하인이라고 생각하는 것과 같다. 정말 몸이 요구했는지 아니면 내가 몸에게 그렇게 무절제하게 생활을 해서 무리를 주었는지를 바로 알아야 한다.

다시 말해 몸은 건강을 원한다. 몸이 무절제하고 불규칙하며 불안정한 생활을 원하지 않는다는 것을 자각(自覺)할 때, 불건강한 생활과 무분별한 생각으로부터 해방될 수 있다. 우리 시대의 건강치 못한 많은 사회모습을 바라보면서 아직은 '몸은 건강을 원한다'는 사실을 설파해야 할 필요를 느낀다.

3. 건강은 회복할 수 있다
-미병은 치유될 수 있다-

오랫동안 질환을 앓은 분들은 무엇보다 먼저 '내가 회복될 수 있는지?'에 대해 묻는다. 여기저기에서 치료를 해보고, 나름대로 노력해보았으나 잘 낫지 않았으니 먼저 회복 가능성을 확인해보고자 한다. 그 사람의 건강상태 나름이겠지만, 회복 가능한 선까지는 치유될 수 있다. 그럼 회복 가능한 선이란 무엇인가? 이는 질병과 사람마다 약간의 차이가 있다. 구안와사[안면신경마비]나 급성요통, 급성위염 등은 시간이 해결해준다. 자연히 치유될 수 있다. 선천적인 건강성이 약화된 경우라면 그 약화된 건강수준까지 회복 가능할 것이다.

우리가 건강하기 위해서는 건강성을 유지하고, 불건강한 요소로부터 건강성을 지킬 수 있는 힘이 있어야 한다. 또한 미병, 반건강 상태, 미발현 상태, 경증 혹은 중증의 상태에서도 건강을 회복할 수 있어야 한다. 이런 상태에서 치유하면 건강은 회복할 수 있다. 예를 들면, 알코올성 지방간의 간수치, 고혈압과 당뇨의 초기상태, 암의 2기 이내, 공황장애, 불면증, 건선, 만성두통, 만성견비통, 만성요통, 편도선염, 축농증, 중이염, 기관지염이나 만성위염 등 내장염증, 만성적인 궤양 등은 대부분 회복할 수 있다. 급·만성적인 상태에서 회복할 수 있다는 것은 우리 몸은 자연치유, 자연회복이 가능하기 때문이다. 다시 말하지만 회복할 수 있는 범위에서는 우리 몸은 회복한다. 난치병, 불치병에서 낫는 것도 이미 내재된 힘이 나을 수 있기 때문이다.

나을 만한 사람이 낫는 것이다. 이는 선천적인 범주 내에서 한정되는 것으로 보인다. 선천적인 범주란 사람마다 타고난 건강성이 정도에 따라 약간의 차이가 있다는 것이다. 그 차이가 성장기를 거치면서 확고해지는데 일생을 통해서 일정하게 건강 정도(레벨)가 유지된다. 심각한 외상이나 수술을 요한 경우에도 회복되어 유지하는 것을 보인다. 이는 타고난 건강성이어서 성장기 과정에서 일정한 틀을 만드는 것으로 보이며, 그 안에서 건강성 레벨이 유지된다. 어떤 불건강한 상태로 약화되면 치유를 통해서 평소 자신의 건강레벨 정도까지는 건강이 향상될 수 있다. 다시 원래 자신의 건강레벨로 되돌아가려는 속성이 강하여 그런 상태를 유지하는 것으로 보인다.

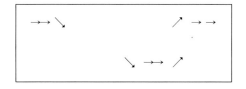

제2장 건강해지기 위한 조건

1. 건강이 무엇인지를 알아야 한다
- 나의 건강점수는 몇 점인가? -

건강을 회복하고 유지하기 위해서는 첫째 건강이 무엇인지 알아야한다. 진료실을 찾는 사람들 가운데 건강, 건강하면서도 정작 자신의 건강상태가 어떤 상황인지 모르는 경우가 허다하다. 물론 자신의 건강상태를 모르기에 병원과 의사를 찾겠지만 잘 모르고 오해하고 있는 경우가 흔하다. 이미 중하게 병든 상태인지 모르고 자신은 건강하다고 믿는 사람도 있다. 자녀가 정신적인 문제가 심각한데도 모르고 있는 부모도 있다. 하루 3~4번 설사하는 것, 혹은 변비로 주 1~2회 변을 보는 것이 일상이라서 건강에 지장이 없는 것으로 여기는 경우도 그렇다. 만성적인 요통 혹은 두통을 그저 허리가 약해서라거나 신경성으로만 여기는 경우도 있다. 또 속 쓰림과 위통을 그저 단순 위염으로만 여기는 경우도 있다. 병은 가벼운 데서 낫지 않으면 시간이 지나면서 깊어지는 것이며, 증상이 지속되는 것은 병변이 악화되어가는 신호이다. 매일 소주 2~3병 이상 마시기를 10년 이상 했는데 아직 간의 병이 없다고 믿는 경우도 있다. 얼마나 건강을 해쳐야만 건강을 잃었다고 믿을까?

우리가 건강하다고 일컫는 기준과 지표는 무엇이며 어떤 상태가 건강하다는 것인가? 오장육부의 건강의 기준성은 알고 파악[측정, 진단]할 수 있어야 한다. 또한 생활습관, 식이, 운동, 자연치료 등에서 어떤 행위와 요법과 식품이 건강한 것인지, 건강에 도움이 되는지를 명확히 알아야 한다. 자신의 몸 상태가 어디에 있으며 어디로 가야 할지 모른다면 엉뚱한 경험을 되풀이할 것이다.

흔히 육체적, 정신적, 사회적인 건강성을 유지할 때 건강하다고 말한다. 사회의 건강성은 개인의 건강에 지대한 영향을 미친다. 하지만 이는 국가시스템과 정치사회 구조와 대중의식 상태를 논해야 하는 광범위하고 어려운 일이라서 여기서는 생략한다. 그래서 본서는 개인의 육체적, 정신적 건강이 기술의 대상이다. 신체적, 정신적인 개인의 건강에 대해서 살피면서 건강성을 말할 수 있어야 한다. 이를 통해 어떤 상태가 건강한지, 그리고 얼마나 건강한지를 알아야 할 것이다.

건강하다는 것은 1차로 무병하다는 것을 의미한다. 장부(臟腑)에 병이 없는 상태이다. 병이 없을 뿐만 아니라 에너지 차원에서 별다른 부족이나 과도한 활동상태가 없이 안정적인 운영을 하고 있는 상황을 말한다. 다시 말해서 양방의료의 진단으로 병들지 않았을 뿐만 아니라 한의학적인 진단상 혈허(血虛), 기허(氣虛)와 같은 허증이나 담음(痰飮), 어혈(瘀血)의 정체상태도 없는 건실한 상태여야 건강하다고 할 수 있다. 정신도 온화하여 편협함이 없이 현실인식과 활동영역에서 원만한 정신활동을 할 수 있는 중용의 상태를 유지할 때, 건강하다고 할 수 있다. 병들어 가는 과정은 반건강 상태를 지나 경중 그리고 중등도를 지나야만 걱정스러운 중병에 이른다. 만약 중등도, 중병의 상태에서도 건강하다고 여긴다면 어떻게 되겠는가? 아직 의료기기의 진단상 이상이 나타나지 않는다고 하여 건강하다고 여긴다면 결과는 뒤늦은 병의 발견과 불행이다.

2. 건강상태를 파악할 수 있어야 한다
－진단의 문제－

두 번째로 건강성, 불건강성을 진단할 수 있어야 한다. 자신의 건강성을 직접 진단하기는 어렵겠지만, 전문가(의사)의 도움을 받아서 자신의 건강상태를 정확히 잘 알아야 한다. 그래야 내가 건강증진을 하거나 질병의 상태에서 치료할 수 있고, 중병에 이르기 전에 몸을 다스릴 수 있다. 또한 건강 정도를 알아야만 어떤 치료를 해야 하는지 알 수 있다. 건강 정도란 현재의 건강상태를 말하며 치유되어 사람마다 선·후천지기에 따라서 다를 수 있는 건강성의 정점[한계점]을 알아야 한다. 최상의 건강상태에서 얼마나 떨어져 있고 현재 어느 방향으로 전진[혹은 치료]해야 할지, 어느 정도 회복되고 있는지 알아야 한다. 이를 자세히 모르면 엉뚱한 방향으로 건강관리를 하거나 치료하여도 아무런 효과도 없거나 부작용이 나타날 수도 있다. 혈압과 당뇨가 없는데 혈압, 당뇨의 치료를 한다면 어떻게 되겠는가?

건강상태를 진단하는 데 있어 단지 의료기기만 가지고 판별하는 데는 부족할 수 있다. 증상은 심한데 무병하게 나와 아무런 치료를 못하는 경우뿐만 아니라, 미병의 상태를 진단하지 못하여 조기치료를 못할 수도 있다. 또한 깊이 병든 상태에서도 의료기기가 인식하지 못할 수도 있고, 타 장기 활동을 고려하거나, 선천지기, 체질 등의 상황을 몰라서, 다시 말해 전체적인 건강상태를 고려하지 못하여 엉뚱한 치료를 할 수 있다. 나타날 예측 가능한 부작용을 알지 못하고 뒤늦게 손을 쓴다면, 이미 때는 늦은 경우도 있다.

많은 경우 건강의 도를 모르거나 전체 건강상태를 알지 못한 채 치료에 임하면 원하지 않은 경험이 수없이 반복된다. 낫지 않고 호전되지도 않으며 방치되는 원인에 대해 건강을 원하는 사람은 깨달을 필요가 있다.

또한 치료의 과정에서 얼마나 건강해지고 있는지 어느 정도 건강해졌는지, 치료의 문제점이나 미흡한 점은 없는지 알아야 바른 치료의 길로 정진할 수 있다. 특히 중병이나 난치성 질환에서는 치료과정에 대한 명확한 평가가 이루어져야 헛된 치료를 받지 않을 뿐만 아니라 치료의 부작용으로 고생하지 않는다. 환자가 직접 자신의 건강성을 파악하기 어렵겠지만, O-Ring Test 등의 검사를 활용하면 어느 정도 명확하게 판별할 수 있다.

3. 건강회복의 비결
 － 치료법을 알아야 한다－

셋째, 불건강한 상태를 건강한 방향으로 개선할 수 있는 방법, 즉 자신에 맞는 건강증진법이나 합당한 치료의 방법을 알고 실천할 수 있어야 한다. 이 또한 전문가(의사)의 도움이 필수적일 것이다.

오늘날 건강식품인 홍삼, 마늘 환, 양파즙, 야채스프, 프로폴리스, 신선초, 물미나리, 헛개나무 등이 유행한다. 과연 이런 식품이 자신의 건강증진에 도움이 되는지, 자신의 건강상태에 효과적인 것인지를 잘 알고 복용해야 한다. 치료에서도 마찬가지이다. 성인병, 난치병, 불치병의 경우에는 더욱더 건강상태에 합당한 치유의 방법을 살펴 점검해야 한다.

우리는 건강을 원하고 치료를 원한다. 하지만 불건강 상태에 빠진 경우가 많고 그 상태로 머물러 생활하는 경우도 많다. 또한 질병상태에 놓여 있어도 그 병으로부터 자유롭지 못하거나 치유하지 못한 경우도 많다. 병원에서 숱하게 치료비를 지출함에도 불구하고 현실은 이러하다. 그 이유가 무엇인지 깊이 생각해보자. 무엇이 건강한 것인지, 자신의 건강성은 어떤 상태이며 자신의 현 상태에 적합한 건강법, 식이요법, 운동요법이 무엇인지를 잘 알지 못하기 때문일 것이다. 다시 말해서 생활건강관리, 생활치료를 잘 못해서 낫지 않는 경우가 있다. 특히 성인병이라는 당뇨, 혈압은 대표적인 예일 것이다. 이처럼 건강의 합법칙성을 알지 못하고 상태에 부합하지 않은 엉뚱한 요법의 생활치료로 몸을 망치기도 한다.

'건강하다'는 것은 마음의 중심을 유지하고 있고 오장육부가 병변이 없으며 에너지의 편차(부족하고 과한 것) 없이 안정된 상태를 유지하고 있는 상태이다. 불건강성은 타고난 건강성에서 얼마나 벗어나 있느냐의 정도이다.

건강을 회복할 수 있다는 것은 자신의 타고난 건강성 상태로 회복할 수 있다는 것이다. 어떤 이는 최상의 건강상태로 나이 70~80대까지 무병할 정도로 건강성이 좋은 사람도 있지만 허약한 기혈상태가 늘 유지될 정도가 오를 수 있는 최상의 건강상태인 사람도 있다. 의학은 체질과 상태에 합당한 생활요법, 치료로 회복 가능한 선까지 회복하도록 도울 수 있다. 의학이 제대로 제 역할을 다하려면 이렇게 건강의 도를 알고 환자마다 다른 건강상태를 파악하여 그에 합당한 치료의 방법, 건강증진의 방법을 제안하고 시행하면서 호전상태를 점검할 수 있어야 한다.

제3장 병은 어떻게 나타나는가?

1. 병은 하루아침에 발생하지 않는다

흔히 몸살이라는 급성감기도 하루아침에 나타나지 않는다. 어린아이들도 컨디션이 좋지 않은 상태에서 외부 감촉에 의해 감기를 앓게 된다. 하물며 성인은 말할 것도 없이 건강상태가 약화되면서 피로상태가 누적될 때, 좋지 않은 찬 기운을 받아 감기몸살을 앓는다. 평소 양호한 건강상태라면 주위 사람들이 유행성 독감에 시달려도, 감기에 쉽게 걸리지 않는다. 또한 건강한 상태에서는 찬 기운에 오래 노출되었거나 병사가 유독하여 독감을 앓는다고 하여도, 표증으로서 병사가 유지될 뿐 더 이상 깊이 진전되지 않고 보통 10일 내에 치유된다.

만성위염, 만성장염, 만성방광염, 만성신장염, 만성전립선염 등 만성(慢性)이란 병은 그만큼 오래되었다는 것이다. 급성(急性)의 상태를 지나 지속되어온 것이다. 병은 낫지 않으면 급성에서 만성으로 진전된다. 만성이란 급성에서 치유되지 않고 진행되었다는 것을 의미하며, 위와 같은 질병들이 급성상태에서 낫지 않은 원인은 관리부재와 함께 그만큼 평소 건강상태가 좋지 않았다는 것을 의미한다. 당뇨(糖尿), 고혈압(高血壓)과 같은 성인병이 발생된다는 것은 그 이전에 오랜 기간 전조증(前兆症)의 증후로 병세를 지녀왔다는 것을 의미한다. 더욱이 중풍(中風), 심장병(心臟病), 암(癌)과 같은 중증 질환은 그 이전에 가벼운 경증(輕症)의 병증상태에서 중등도(中等度), 그리고 만성적인 병증상태를 지나서 발생되어온 것이다. 우리는 병을 가볍게 여기거나 쉽게 다스릴 수 있다고 생각하지만 당뇨, 혈압과 같은 성인병은 치유되기 어렵다. 오랜 기간 생활습관이나 자세, 조건이 불량한 가운데서 발생할 때에는 불량한 상태를 두고 약물치료만으로 나을 수는 없을 것이다.

두통을 20년 정도 앓은 사람이 뇌종양을 앓았고, 하루에 담배 1~2갑을 20년 이상 피워 폐암 말기라는 진단을 받았다. 1년 365일 중 300일 이상 매일 소주 2병 이상 음주하다 50대에 간경화, 간암 진단을 받았다. 흡연과 음주가 해롭다고 하여도 매일 가까이한 지 20년쯤은 지나야 중병이 발생하는 것이다. 물론 그러한 상태에서 발생하니 병이 깊고 중하여 어떻게 손을 쓸 수 없게 된다.

1) 병은 건강 불량상태에서 급성 → 만성으로 진전한다.
2) 만성이란 급성상태를 지나 왔음을 의미한다.
3) 당뇨, 고혈압은 하루아침에 발생하지 않고 일정 기간에 걸쳐서 서서히 진행된다.
4) 중풍, 심장병, 암과 같은 중증질환은 경증 → 중등도 등의 여러 단계의 건강 불량상태를 지나서 발현된다.

2. 병은 1이 아니라 10에서 발생한다

어떤 부부가 불임으로 내원하였다. 임신이 불가능한 이유는 남자의 정자형성에 관여하는 전체적인 건강상태가 마이너스로 심히 훼손된 상태이다. 건강단계는 중등도 이하로 낮다. 임신이 절대 불가능한 상태는 아니지만, 설사 임신이 이루어진다고 하더라도 사산되거나 기형아 출산까지 될 수 있는 심신의 중증 불량상태이다. 그럼 불임의 현실이 갑자기 몇 개월 사이에 발생했을까? 그렇지 않다. 적어도 수년에 걸쳐서 불건강성이 가벼운 경증에서 중등도로 악화되고 유지되어 자연회복이 불가능한 상태로 나빠져 왔다. 임신이 안 되는 이유나 빈번히 유산되는 경우와 비정상적인 임신이 이루어지거나 선천적인 장애를 가지고 태어난 이유 또한 부부의 건강상태에서 비롯된다. 대체로 임신은 건강한 부부에게는 쉽게 이루어지지만 건강 정도에 따라 허약아 임신 > 조산 > 유산 > 기형아출산 > 불임 등으로 나타난다.

한 환자가 너무 억울해하였다. 지금까지 건강하다고 생각했는데 최근 암(癌) 진단을 받았기 때문이다. 스스로 건강하다고 생각해왔을지 모르지만 실제로 건강하지는 않았을 것이다. 물론 암 중에는 평소 건강한 상태에서도 급성이나 전격성으로 단 몇 개월 만에 발생하기도 한다. 이때는 쉽게 치유될 수 있는 상태이다. 예로 위암 초기, 혹은 자궁경부암 등에서는 발생 이전까지 대체로 건강했다고 말할 수 있다. 또한 실제 그 부분만 암으로 불량하지 다른 부위는 양호하다. 그러므로 만성위염보다 쉽게 치유된다.

하지만 대부분의 암(癌)은 그렇지 않다. 건강한 정도가 1, 2, 3 정도라면 암은 10이다. 적어도 5, 6, 7이라는 불건강한 중등도 상태, 중증의 상태를 지나서 8, 9가 되어 발현된 것이다. 대체로 수년의 질병 악화과정에서 그만큼 건강이 불량한 상태를 오래 누적해오다 발생하였기에 사실은 심히 억울하거나 슬퍼할 일도 아니다. 이미 몸은 수많은 기회와 신호로 치유하도록 유도해왔다. 환자는 이를 무시하였거나 삶이 어려워서 모르고 지나쳐온 것이다. 심지어 이미 8, 9를 지나 10에 이른 경우, 다시 말해 이미 암증이 진행되는데도 불구하고 증상이 경미하거나 현대양방의학에서 진단되지 않은 경우도 있다. 또 무르익어서 터져 나와야 진단되니 10이 아닌 12가 되어야 진단된 경우도 있다.

중풍도 마찬가지이다. 한 환자가 TV 뉴스에 나오는 노무현 대통령 서거소식을 듣고 갑자기 일어나다가 머리가 터져버릴 것 같았다. 머리의 열을 느껴 좋지 않은 예감이 들어 CT 검사를 해보니 가볍게 두부의 실핏줄이 터진 뇌출혈이 있었다고 한다. 가벼운 증후라서 일상생활에 지장은 없는 상태지만, 갑자기 발병되었어도 평소 불건강함이 중증상태였기에 발현된 것은 아닐까? 언제든지 그럴 가능성을 지닌 환자상태였거나 또다시 발생할 수 있는 상태이다. 고혈압 환자라고 하여 모두 중풍으로 발현되지는 않는다. 어떤 분은 60세에 고혈압, 협심증을 앓기 시작했지만 80세가 넘어도 건강성을 유지하고 있다. 병증이 심화되지 않고 안정적인 상태를 유지하는 생명력을 지니고 있기 때문이다. 하지만 어떤 40~50대 환자는 고혈압을 앓은 지 1~2년도 채 되지 않아 중풍이 발병한 경우도 있었다.

오늘 대학시절 한 후배의 전화를 받았다. 40대 초반의 동기생이 중풍으로 쓰러져 입원치료 3개월째인데 담당의사가 회사에 정상적인 복귀가 어려울 수도 있다는 진단을 했다고 한다. 가족들이 망연자실한 상태라서 한방적인 치료방법이 없는가 하고 문의하였다. 환자의 회복 여부를 떠나서 중풍이 발생하였다면 어느 정도 불건강한 생활을 하였고 불량한 건강 정도가 예측된다. 그저 운이 나빠서 발병하는 경우는 없다. 질병도 자신의 상태를 있는 그대로의 모습으로 보여준다.

병명 그 자체보다 건강과 병을 지닌 평소의 건강수준[건강레벨]이 중요하다. 건강 정도가 4, 5를 유지한다면 10까지는 참으로 오랜 시간과 과정이 걸릴 것이다. 그런데 7, 8 상태로 악화된 상태라면 언제든지 9, 10에 이르러 발병하고 말 것이다. 문제는 자신이 어떤 상태에 놓여 있는지 잘 모른다는 것이다. 그래서 오늘날 의학이 발달하고 수많은 병의원이 지천에 존재하지만 많은 사람들이 중병의 발생으로 고통받고 있다. 미병의 상태에서 다스리지 못하여 병-암, 중풍, 불임 등-으로 앓고 신음한다. 병의 진행과정을 이해한다면 중병은 예방할 수 있으며 미병일 때 완벽하게 예방하며 치유할 수 있다.

3. 건강한 상태에서는 스트레스를 받는다고 해도 증상이 발현되지 않는다

어떤 증상이 있다는 것은 평소 건강상태가 좋지 않다는 증거이다. 일시적인 스트레스로 증후나 질병이 발생되지는 않는다. 약화된 건강 불량상태를 유지한 상황에서 어떤 해로운 자극-예를 들면 스트레스, 과로, 불량한 식생활 등-에 의해서 증상이 발현된다. 건강한 사람도 몸살감기에 들 수는 있다. 하지만 일부에 지나지 않고 병들어도 가볍게 들며 쉽게 회복한다. 대부분 질병의 환자는 평소 건강상태가 불량한 상태에서 발현된 것이다.

2009년 6월 한 환자가 수술 후 보약을 짓기 위해서 내원하였다. 속쓰림과 위통이 항상 있지는 않지만, 어떤 자극적인 스트레스가 발생하면 그때는 여지없이 아프다고 한다. 맥진으로 살펴보니 간담(肝膽)

의 맥상이 중침안시(中沈按時) 나타나지 않아야 정상인데, 현긴(弦緊)한 기운이 완연하여 고질적으로 간담의 경락에 긴장성 스트레스가 지속되어 담낭암과 같은 심각한 질병으로 진행되는 상태였다. 환자는 간혹 속 쓰림이 있다고 하면서 모친이 위암으로 사망하여 위병에만 신경 쓰고 있었다. 위병이라고 하지만 실제는 담낭에서 분비되는 과도한 자극에 의해서 위통으로 반응하여 나타난 것으로 보인다. 평소 위-담의 상태가 좋지 않으니 스트레스에 반응하여 위통 등의 증상이 나타난 것이다. 위-담의 상태가 개선되면 스트레스를 받는다고 하여도 위통 등 증상은 나타나지 않을 것이다.

이 부분에서 두 가지를 이해할 수 있다. 먼저, 평소 소화기 상태가 좋지 않다는 사실이다. 증상을 발현할 수 있는 수치가 5라면, 평소 상태가 3, 4로 좋지 않은 상태를 지니고 있다가 위해한 자극[스트레스]이 가해지면 +1, 2가 되어 증상이 발현된다.

다시 말해 평소 건강한 사람이라면 스트레스를 받는다고 하여도 위통이나 속 쓰림이 발현되지 않는다. 스트레스성 두통도 일어나지 않는다. 일회적인 스트레스로 인해서 병들거나 증상이 나타나지 않는다. 증상이 나타난 이유는 현재 스트레스의 문제일 뿐만 아니라 평소의 상태가 불량하니 병증으로 나타난 것이다. 이는 위장병뿐만 아니라 다른 일반질환, 증후에서도 거의 같다.

평소 자주 두통을 호소하는 사람이나 감기에 잘 걸리는 사람, 소변 빈삭이나 방광염을 자주 앓는 사람, 어깨나 허리가 자주 아픈 사람들도 같은 상황에서 발현된다. 평소에 건강하면 해로운 자극[스트레스 혹은 불량한 음식 등]을 잘 견디고 해결할 수 있을 텐데, 불건강한 상태라서 작은 자극에도 몸에서는 속 쓰림, 혹은 두통이나 감기, 방광염 그리고 견비통이나 요통 등을 일으킨다.

　이는 인체의 병리현상이기도 하지만 자연계에서 일어나는 현상과 유사하다. 눈보라와 같은 기후변화나 온난화 현상으로 북극의 빙하가 녹아내리는 이변뿐만 아니라 누에가 나방이 되는 변이과정도 대동소이하다. 누적된 상태에 추가되는 상황에 의해서 전변된다. 이런 점에서 병은 그냥 발생하는 것이 아니다. 질병의 발생과정이나 치유의 과정에서 몸은 이치에 따라 정확히 반응하는 합리성, 과학성을 지니고 있다. 그러므로 의사는 질병의 발현과정을 분별할 수 있고 치유과정 또한 예측할 수 있다.

　병[중한 병, 예로 암]은 하루아침에 발생하지 않는다. 실제 병변이 발생되고 유지되는 상태여도 과학의료기기로 검사할 방법이 없는 경우도 있다. 즉, 병변이 검사로 나타나지 않는다는 것이다. 양방에서는 역류성 식도염이라는 진단을 내렸지만 이는 담낭에 가해진 강한 스트레스 자극에 의해서 일어난 2차적인 질병이라고 볼 수 있다. 암의 발현이 10이라면 현재 8을 넘어서 있다. 그러므로 1~2년 시간이 지나면 10에 이를 수밖에 없고 되돌릴 수 없게 된다. 실제적인 암 상태에서 무병하고 건강하다고 진단되는 경우도 있고, 다른 기시부위의 병소를 파악하지 못하는 경우도 있다. 과학기기의 한계가 있는데 이로 인해 의료상황에서 오류가 발생하고 환자에게는 치명적인 결과로 나타나기도 한다.

4. 병이 발현되면 낫기 어려운 이유를 살펴보자

요즘 흔한 당뇨, 고혈압, 중풍, 암 등은 한 번 발현되면 잘 낫지 않는다. 당뇨, 혈압을 앓고서 완치되었다는 분은 과연 몇 분이나 될까? 아마도 10%도 채 되지 않는 것 같다. 대부분 평생 약을 복용하며 살아가야 한다고 여긴다. 어떤 경우는 낫기는커녕 날이 갈수록 악화되며 생명을 위협하기까지 한다. 치료를 받아도 그렇다. 암은 또 어떠한가? 발견 이후 5년 생존율이 50% 정도라 한다. 관절염, 신경통을 앓으면서 수년 이상 약을 장복하는 경우도 많다. 이렇게 낫지 않는 이유는 무엇일까?

첫째, 앞서 밝혔듯이 병은 1이 아니라 10에서 드러나기 때문이다. 3, 4를 지나 7, 8을 넘어서 그만큼 오랜 세월에 걸쳐서 병들어왔기 때문에 현재 나타난 병증은 '당뇨'처럼 하나의 병이지만, 뿌리가 깊다. 단지 췌장과 인슐린의 문제만이 아니라 다른 장기까지 일정 부분 불건강함이 노정된다. 대증치료로 일시적으로 완화될지는 모르지만 깊이 병든 몸의 상태는 회복되지 않는다. 10에서 3, 4로 좋아지려면 그만큼 시간과 노력이 요구된다.

둘째, 병은 하나의 장기만의 문제가 아니라 여러 장기의 문제로 인해서 발생한다. 그만큼 복잡한데 한 장기의 문제를 해결하고자 하여도 전체 내장상태가 호전되어야 나아진다. 병이 낫지 않는 원인 중 하나는 바로, 국소의 병든 부위만 보고 치료하여 다른 전체 상태를 보지 못하기 때문이다. 원인의 복잡성을 진단하고 그에 맞는 치료의 전인적인 관점이 필요하다.

셋째, 병들 만큼 환자가 건강하지 못한 생활습관과 자세를 가졌다는 것이며 병든 상태를 이겨내지 못하고 허용했다는 것이다. 다시 말해서 병든 원인을 극복하거나 이기지 못했고, 병들어 가는 상태를 다스리지 못했기 때문에 병든 상황이라서 자가 힘으로 낫기 어려운 것이다.

넷째, 질병은 유전적인 결함이나 문제를 내포하고 있고 생활상 불공평한 조건과 강한 스트레스를 받아 발생한다. 그러므로 치료할 때는 나타난 증상이나 질병만 보고 치료하기에는 간단하지만은 않다. 즉, 대항적인 치료처방인 소염제, 항암제, 항우울제, 항혈압제 등만으로 해결되기 어렵다. 병증을 지속화시키는 유전적인 현상이 존재하고, 불건강한 생활습관을 유도하는 깊은 뿌리는 유전체와 연관되어 대항적 치료는 해결하기 어렵다.

예를 들면, 위궤양이라고 하면 단지 위에만 병든 것이 아니라, 쓸개, 간, 췌장 등의 문제 혹은 식도나 소·대장의 불량상태를 동반하기 일쑤이다. 위궤양의 치료도 위만 보고 치료하면 근치에 도달하기 어려운 경우가 많다. 아울러 당뇨나 혈압도 마찬가지이다. 두세 장기의 불량상태에서 발현되니 그 근본 장기의 상태가 정상화되지 않을 시에는 당뇨, 혈압이 치유되지 않는다. 단지 혈압강하제를 복용할 때만 낮아질 뿐이고 지속하면 오히려 병은 고착화되면서 악화를 지속한다. 또한 내장상태를 건실하게 돕는 약을 처방받는다고 하여도 건강한 생활습관이나 유전적인 성향이 개선되지 않으면 치유가 어렵다. 대부분 질환이 낫지 않는 이유가 바로 여기에 있다. 단지 병소만의 문제에서 비롯된 것이 아니라 여러 장기가 복합적으로 불량한 상태에서 비롯되고 그 근저에는 이를 유지하게 하는 생활습관이나 유전적인 성향이 있다. 고착화된 생활습관과 스타일을 좌우하는 유전적인 성향을 변화시키기란 결코 쉽지도 간단하지도 않은 문제이다. 이것이 바로 전인치유가 필요한 이유이다.

5. 건강은 건강할 때 지키고 병은 미병일 때 치료해야 한다

건강은 건강할 때 지켜야 한다. 왜냐하면 건강은 건강할 때 지키기 쉽고, 건강이 한 번 무너지면 쉽게 회복되지 않기 때문이다. 많은 것을 잃거나 어떤 경우는 생명까지 잃을 수도 있다. 건강할 때 건강을 유지하기란 어렵지 않다. 과로를 피하고 무리한 행동이나 잘못된 식생활에 빠지지 않아야 한다. 심신의 상처를 받지 않도록 주의하며, 받은 스트레스를 적절히 해소하는 것만으로도 병으로부터 자유로울 수 있다.

전 국민을 대상으로 하는 건강검진을 실시하고 암 조기검진을 실시한다. 그 이유는 성인병의 조기진단을 통해서 조기 치료하자는 것이다. 병이 들면 잘 낫지 않기 때문이다. 그런데 의학이 첨단과학을 등에 업고 발달하여 많은 병을 치료할 것 같지만 실제는 그렇지 않다. 진단능력은 높아졌고 고난도 수술기술 또한 눈부신 발전을 했지만, 중병에서 치료율은 20~30년 전과 별다른 차이가 없다. 암의 생존율이 높아진 것은 암 치료성과 때문이 아니라 생활환경의 변화로 환자의 생명력이 그만큼 증진되었기 때문이다. 흔한 질병인 당뇨, 고혈압, 신장병, 간장병, 암 등으로 병들어서 치료하기보다는 건강할 때 건강을 지킨다면 예방과 검진비로 매년 수천억 원의 막대한 의료비를 지출할 필요가 없을 것이다.

고혈압과 당뇨를 현대의학에서는 치료하지 못한다고 스스로 고백한다. 일평생 약물복용으로 조절하라고 한다. 의학이 간염 하나 치료 못 하는데 어떻게 그 병이 심화되어 악화, 조직변성의 극에 이른 간경화, 간암을 치료할 수 있겠는가? 잘 낫지 않는 이유는 앞서 밝혔다. 병은 1이 아니라 10에서 발현하며 여러 장기의 병변이 동반되어 고질화, 고착화, 심화된 상태이기 때문이다.

병은 가벼운 미병일 때 치료해야 한다. 병이 10이라면 미병은 5, 6, 7이다. 이때 치료를 하면 몇 개월 이내 건강회복이 가능하다. 치료과정이 어려운 것도 아니며 건강회복의 과정에서 또한 힘든 것도 없다.

불치병에서 회복된 사람의 체험사례가 있다. 어떤 사람이 농촌으로 이사까지 가며 삶의 터전을 바꾸고 직업까지 포기했다. 육식을 금하고 채식주의자가 되었으며, 수년간 매일 건강법을 수행하기 위해서 하루 몇 시간씩 투자를 해야 했다. 이 막대한 투자와 변화가 그의 병을 치유하는 힘이 되었을 것이다. [이 책을 작성한 다음 MBC스페셜 <목숨 걸고 편식하다>를 보니 이러한 내용이 그대로 나온다.]

경증이나 미병일 때는 이러한 혁신이나 죽을 각오의 노력 없이 간단한 변화와 단기간의 노력만으로 회복될 수 있다. 물론 미병인 상태가 항상 가벼운 상태만은 아니다. 병이 중한데도 불구하고 현대의료기기기상 진단되지 않은 경우가 있다. 환자의 증상이 없는 경우도 있어 자신의 병이 중한 상태를 모르는 경우도 있다. 이러한 상태를 놓치면 짧게는 1년 길게는 5년 이내 난치병, 중병, 불치병의 상태로 도달하기도 한다.

어떤 환자가 위병으로 양방처방을 받았다. 그런데 간의 중병 상태라서 이를 경고했는데 무시하여 채 1년도 되지 않아 간암으로 사망하였다. 앞서 밝혔지만 이러한 안타까운 사례는 매년 반복되는 경우이다. 환자를 진찰해보면 나타날 정황이 분명한데도 불구하고 치료를 소홀히 하는 경우가 허다하다.

📗 참고: 건강장수자의 특징

건강장수학은 의학의 시작이자 종착점이라고 할 수 있다. 본디 저자도 어려서 잔병치레 때문에 허약하여 한의과 대학시절에 자연스럽게 건강장수의 방법에 대해 관심을 두었다. 당시 본 책 중에는 북한에서 출판된『건강장수학』과『동양의서』에서 논한「양생법」관련 부분이었다. 학창시절부터 일본 니시의학을 토대로 한 한국자연건강회를 접한 동기도 이와 무관하지 않았다. 개원 이후 임상을 하면서도 건강장수는 주요 연구주제였고, 100세 장수자를 직접 찾아가 살펴보기도 하였다. 1997년경부터 출판한 한의원 소식지『자연치유의 길』에도 '건강장수학' 강좌를 마련하여, 경전에서 건강 찾기, 건강장수의 길, 종교와 건강 등을 연재하였다.

건강하고 장수한 사람을 찾고 그를 모델로 하여 연구하였다. 그 결과, 여러 건강법의 유행과 건강식품 등의 범람 속에서도 참된 건강의 길을 벗어나지 않게 되었고 사람마다 다른 건강장수의 길을 제시하고 조언하게 되었다. 기(氣) 측정 과정과 맥진 습득을 통해서 건강성의 실체를 확인했지만, 또한 역으로 건강성을 보면서 진단의 정확성도 깊어져 갔다. 건강의 최고수준과 건강수준의 평가가 가능했던 이유도 건강장수를 모델로 하여 전진한 덕분이라고 본다.

장수학을 연구해보면 장수학자들의 공통된 견해를 공감할 수 있게된다. 간단하게나마 건강 장수한 사람을 설명하는 이유는 인류가 추구하는 바가 건강과 행복이기 때문이다. 그리고 이 책 또한 건강 관련 책으로 건강하고자 하는 바람을 충족하는 데 도움이 되리라 보는까닭이기도 하다.

* 장수자의 특징

장수연구자들의 견해가 각기 식이, 운동, 섭생에서 약간의 차이를 보이지만, 거의 공통된 견해가 있다. 그것은 다름이 아니라 장수자들은 매우 긍정적이며 낙천적인 성향을 지니고 있다는 것이다. 그럴 수밖에 없다고 본다. 그렇지 않고서는 장수하기 어렵기 때문이다. 부정적이고 비관적이며 비판적일 때 갖는 생체에너지는 활기차거나 능동적이지 못하며 적극적이지도 못하다. 무엇보다 사사건건 터지는 사건의 연속의 현대사회에서 자유롭지 못하다. 얽매인 스트레스 상태에 있기 때문에 병들 수밖에 없고 병든 상태에서 헤어나지 못한다. 반면에 긍정적이고 낙천적인 사람은 내외적인 자극과 스트레스에 민감하게 반응하지 않고 순응하며 적응하고 활기차게 살아간다. 장수자 가운데는 배우자와 자식뿐만 아니라 손자까지도 먼저 저 세상으로 보낸 분들도 있다. 가족을 보낸 슬픔과 고통을 받아들이고 수용하며 극복하는 삶은 세상의 그 어떤 고난과 힘든 일이 발생하여도 문제될 것이 없다. 그 때문에 몸의 훼손 없이 장기간 유지가 가능한 일이라 본다. 몸의 내과적인 질병은 몸의 외상에서 비롯되기보다 마음의 상처에서 시작되고 중해지기 때문이다.

최상의 건강성을 유지하는 사람의 특징으로는 첫째, 타고난 선천지기가 남과 다르다. 회복력, 재생력이 남과 다른데 탁월한 회복력은 감기나 몸의 내·외상의 상처에서도 회복기간이나 변화가 눈에 띄게 빠르고 다르다. 얼마 전 80대 후반의 노인이 대장암 오진으로 대수술을 하였음에도 건장함을 보았다. 탁월한 생명력은 수술로 장기 일부를 제거하여도 건재함을 보여준다. 또 최근 40대 초반의 환자는 복부에 큰 외상으로 대동맥이 절단되는 등 출혈이 심했다. 90명의 수혈과 1주일간 배를 열어놓은 상태로 사경을 헤매면서도 세 번의 대수술을 거쳐서 회복했다고 한다. 수술 이후 1~2개월 만에 일상활동이 가능할 정도여서 대형병원마다 의사들 사이에 기적이 일어난 사람으로 회자된다고 한다. 그 사람을 진맥해보니 원래 가진 탁월한 선천적인 생명력을 보여준다. 그렇지 않고서는 불가능한 일이다.

둘째, 무리하거나 과로하지도 그러나 쉬지도 않는다. 게으른 사람이 장수할 수 있을 것 같지만 그렇지 않다. 대체로 부지런한 사람이 건강하다. 장수자들은 대부분은 쉬지 않고 일을 한다. 나이 70~80대에서도 일하기를 멈추지 않는다. 만약, 60대에 일을 그만두며 안일하게 생활을 한다면 80대를 넘기기 어렵고 넘겨도 건강하기란 참으로 어려운 일일 것이다. 그럴 수밖에 없는 것이 우리의 우주와 자연은 무단한 활동을 지속하고 있다. 그에 맞추어 인간도 리듬 있는 활동을 유지하는 것이 바로 삶 그 자체이다. 그런데 무사안일하게 지내면 건강할 수 없다. 과로가 죽음을 불러들이기도 하지만, 안일한 삶도 삶의 건강성과 원기를 떨어뜨려 건강과 장수에도 마이너스로 작용한다. 90세에 이른 노년부부를 보니 1년 전까지 농사를 직접 지으셨다고 한다.

셋째로 소식한다. 과식이 단명하는 지름길이라면 소식은 장수에 이르는 길이라고 말할 수 있다. 과식하는 사람은 고지혈증, 당뇨, 지방간, 고콜레스테롤증 등을 유발하지만 소식은 성인병 등 질병의 발생 및 진행을 늦추는 작용이 있다.

PART 02

건강의 길을 찾는
한의 진단법의 연구

동양의학은 2천년 의학 발달과정에서 나름대로 질병을 진단하고 치료해왔다. 당시는 과학 발달의 한계로 병사(病邪: 세균, 바이러스 등)의 이해와 병증의 구체적인 내장상태[위울증이라면 위염, 위궤양, 위암 등]를 파악하는 것이 미흡하였다. 하지만 독감부터 내장병의 종괴, 당뇨, 중풍 등을 진단하고 치료해왔다. 제2부는 이런 동양의학의 진단에 관한 내용이다.

병은 진단을 통해서 확인 가능하고 의학은 진단의 역량과 진단법의 발달에 따라서 성쇠가 갈린다. 오늘날 현대의학이 각광을 받고 동양의학이 소외된 이유가 현대의학의 탁월한 외치 수술법에도 있지만 병명을 진단해내는 과학적이고 우수한 진단방법에 있다고 해도 과언이 아니다. 동양의학의 진단법이 인체를 진단하는 데 있어 구체적인 세포형태 파악이 어려워 뒤지는 게 분명하다. 하지만 병인의 구분, 기혈의 성쇠와 생기의 강약, 병세의 깊이를 파악하는 데 판단기준과 일정한 방법을 유지하여왔다. 한의학만의 진단이 과연 얼마나 존재가치가 있고 실용적인 가치가 있는지 실제 임상은 보여주고 있다.

다음은 저자가 1997년도부터 했던 기운의 측정과 2000년 무렵 체계화시킨 삼부구후맥(三部九候脈)의 맥진을 통한 진단방법을 소개한다. 그리고 이를 바탕으로 하여, 내원환자를 위한 대중적인 의료를 지향하면서 O-Ring테스트를 활용한 검진법을 소개한다.

제1장 기(氣) 측정에 대해서

　기 측정은 전통적인 망문문절(望問聞切)의 진단법이라고 보기 어렵지만, 망진(望診)의 일부이다. 고대로부터 선사나 도인들에 의해서 이루어져 왔으며, 오늘날 대체측정의 한 방법이라고 볼 수 있다. 이에 관해서는 저자가 1998년도 광주전남 한의사 보수교육 때 발표한 논문을 참조로 하여 기술하겠다. 당시 논문 제목은 「동자추를 이용한 체질진단」이었으며 그다음 해 발표된 논문은 「동자추를 이용한 암환자의 진찰」이었다.

1. 기(氣) 측정이란 무엇인가?

　기 측정이란 환자의 기운을 측정하여 병소 부위와 병의 경중을 예측하는 것을 말한다. 기(氣)를 어떻게 정의하느냐에 따라서 기(氣) 측정의 방법과 밝힐 수 있는 기의 속성이 여러 가지로 달라지겠다. 여기서 말하는 기운 측정이란, "시행자가 동자추를 활용하여 환자의 몸[사지와 몸통]에서 발생한 파[종파, 자기파, 혹은 사기(邪氣) 등]에 대한 감응으로 동자추가 진동함을 활용하여 질병의 진단과 치료에 응용할 수 있는 것이다. 이는 수맥전문가가 집 도면만 보고도 집안의 수맥의 상태를 알 수 있는 것과 같이, 간접적인 방법[예, 인체도면]을 통해 다른 공간에 있는 환자의 진찰도 알 수 있다."

인체는 세포로 이루어져 있으며 세포에서 가장 중요한 부분인 핵은 주위에 수많은 전자, 소립자들로 둘러싸여 있다. 핵과 전자, 소립자에서 나오는 파장에너지는 세포들이 인체의 다른 장부의 세포들과 정보를 교환하며 생명활동을 영위할 때 발생되는 에너지이다. 파동요법에서는 세포에서 일어나는 생명활동이 파동을 통해서 읽혀질 수 있다고 한다. 기운의 측정은 심신수련으로 물아일체(物我一體)의 체험을 하는 사람이거나 기감이 타고 나게 발달된 사람이 타인 혹은 자신의 세포에서 발생되는 일종의 파동에너지[일종의 사기(邪氣) 위주]를 감지하여 기폭제와 같은 작용을 동자추의 회전이나 떨림을 일으켜 측정하는 것으로 보인다. 즉, 우리 몸에서 나오는 기운을 측정하는 것인데, 그것이 실증적인 병사(病邪)일 때는 +(플러스)로 대체로 추에서는 우회전을 하며, 허증일 때는 병사가 −(마이너스)로 반응하여 대체로 좌회전을 하는 경향이 있다.

2. 기(氣) 측정의 연구과정

기에 대한 만남은 1995년경 우리 양생법회의 양생법 수련을 시작하면서부터이다. 이후 1997년부터는 환자의 기운을 느끼면서 기감(氣感)이 체득되어 갔다. 수련은 날마다 짧게는 20~30분에서 1시간 이상하였고 명상과 선 자세 수련 그리고 도인체조법 위주로 이루어졌다. 일정 기간이 지나자 소주천과 대주천 수련도 하였다. 기감은 건강한 기운뿐만 아니라 병든 기운이 전달되어 온몸을 감싸 안을 때도 있었는데 특히 암(癌)과 같은 중한 질병은 발산하는 독한 기운이 전달되어 느껴졌다. 이후 환자의 몸과 장부(臟腑)에서 발생되는 병증의 기운을 감지하여 장부의 병변상태를 예측하였다. 당시 기운 측정을 통해서 얻은 의학적인 소견으로 크게 흥분되었다. 그럴 수밖에 없는 것이 기(氣)라는 것을 통해서 직접적으로 몸을 통해 보여주는 실제적인 현상을 바라볼 수 있었고, 환자에게 묻지 않아도 병증과 병소, 깊이를 예측할 수 있었기 때문이다.

한편 동자추를 통한 기 측정이 처음 한 번이 이루어지자 이후 모든 사람에게도 되는 경험을 하였다. 기감 체득이 분명하고 명확히 된 이유는 민족생활의학회의 단식수련, 그리고 경전탐구와 맞물려 상승효과가 일어난 것 같다. 1992년 개원 이후 의학공부를 위해서 매주 3~4일은 밤 12시를 넘기기 다반사였는데 그러길 만 5년이 지나서야 눈이 열린 기분이었다. 다음은 기 측정을 계기로 하여 이해하게 된 부분이다.

1) 생명에 대한 이해

① 병사(病邪: 병을 일으킬 수 있는 좋지 않은 기운)가 없는 건강한 경우와 병사가 발생되는 병변상태의 경우를 볼 수 있다. 세상의 기운은 무(無)에서 유(有)로 나오는 것이며, 무소유, 무위, 무아의 과정에서는 병사가 없이 온전한 상태를 유지하는 것을 볼 수 있다. 명상과 깨달음, 완전한 비움과 용서, 남을 위한 봉사, 신성한 노동이 생명과 건강을 증진시키는 이유를 확인할 수 있었다. 병사가 소실되는 진짜 치유의 과정을 확인할 수 있어 자연치유의 과정을 체험할 수 있었다. 병사의 발생에는 독감의 바이러스보다 심리적, 정신적 원인이 더욱 심하게 영향을 미치며, 해결되지 않고 상처로 남아 있는 칠정상(七情傷)이 병사(病邪)로 작용하

여 질병발생과 진행에 지대하게 영향을 미치는 생명현상이 수천, 수만 번의 인체 측정을 통해서 확인되었다.

또한 세상에는 좋은 것과 좋지 않은 것이 존재한다는 것, 즉 정기(正氣)와 사기(邪氣)가 존재한다는 것이다. 그것이 비록 마음먹기에 달렸지만 내 안에서 만들어지고 소실되어진다는 것과 상대적인 개념인 음(陰)과 양(陽)의 이해도 커졌다.

② 주변 환경인자[예로 부모가 자녀에게]의 중요성

환경과 주변사람의 에너지는 주위 사람에게 지대한 영향을 미친다. 특히 부모가 미성년자인 어린 자녀에게 미치는 파장은 적지 않다는 것을 일상적으로 볼 수 있었다. 예를 들어서 소아 알레르기의 주된 원인이 부모의 병사와 직간접적인 유관함을 확인할 수 있으며 이는 O-Ring테스트를 통한 간접적인 방법으로도 확인 가능하다. '부모가 건강해야 아이가 건강하다'라는 말은 기측정을 통해서도 증명되었다.

③ 임신 시 태아의 에너지상태

다소 완전하지 않은 임신 이전의 모친 상태는 임신을 함으로써 더욱 건강해지는 것을 알 수 있다. 다산자(多産者)가 더 오래 산다는 이유를 기 측정에서 확인할 수 있었다. 임신 시 태아가 모친을 변화시키는 것처럼 느껴지는데, 병사(病邪)는 사라지고 주변 에너지를 강력히 흡수하는데 이로써 임신 초기에는 잠이 많아지고 심신이 순해지는 것을 느낄 수 있다. 임신 시 모친의 기운 상태는 출산이나 월경 직후이거나 배란기와 같고 더러는 운

동 직후나 명상수련 후 등의 생체에너지가 안정되고 흡수되는
상태와 유사하였다.

④ 운동의 효과, 몰입[집중], 명상의 상태
마라톤, 배드민턴 등 운동에 몰입하는 이유는 그 과정에서 에고
인 나를 잃고 무아상태의 희열을 경험할 수 있기 때문이라고
한다. 운동을 하게 되면 혈중의 독소가 체외로 배출되고 내부
장기의 활성도가 높아져 기력증진에도 도움이 된다. 일정 시간
이 되면 병사배출도 이루어져 병세가 약화되고 정기의 흡수력
도 증진되어 치유의 효과가 있음을 확인할 수 있었다. 무엇인가
몰입하여 일하거나 운동한다는 것은 그 생명체가 순수해지는
기운상태로서 일정한 치유의 자연반응이 만들어지는 것이다.
이는 명상의 몰입을 통해서나 무아상태에서도 볼 수 있다.

2) 건강단계의 발견
1992년 개원 이후 우천 박인상 선생님으로부터 사상교육을 받으면
서 사상체질 처방을 위주로 하여왔다. 1995년경부터 권도원 선생님의
8체질 맥진과 침법이 공개되어 이를 익혀왔는데 1997년경 기의 측정
을 통해서 그 정확도가 크게 증대되었고, 그의 유효성을 확인할 수
있었다. 체질침과 체질처방이 적합할 경우에는 병사를 제압하여 치유
할 수 있는 강력한 효능이 있음을 볼 수 있었다. 기운 측정을 시작한
지 3년이 지나는 동안 수만 명의 임상경험을 통해서 느낀 것을 2000
년도에는 인체의 건강상태를 8~10단계로 구분할 수 있음을 깨닫게
되었다. 사람의 건강상태는 최상의 건강상태 ⇒ 일반 건강상태 ⇒ 반

건강 상태(경증(輕症)) ⇒ 질병상태(중등도 초증(初症), 중증(中症), 말증(末症)) ⇒ 중증(重症) ⇒ 위중(危重) ⇒ 위독(危篤) ⇒ 운명으로 나누어 볼 수 있다. 사람마다 평소 자신만의 건강상태를 유지하는데 그 상태에 따라서 명수(命數)의 장단과 질병의 발생 유무 및 만성화 여부가 좌우된다. 이는 뒤에서 더 자세히 설명한다.

3) 사상처방, 체질침의 유효성과 그 가능성

난치성의 어려운 환자를 치유하는 과정에서 한약, 사상처방의 유효성을 확인하였다. 치료 이전에는 기 측정을 통해서 치유가능성을 예측할 수 있었다. 사상처방이 병증과 병세에 따라서 달리 구분되어지는 것과 병증의 처방 가미가 유효함을 확인할 수 있었다. 또 내과적인 치유에서 인체에 사상처방의 활용가능성이 매우 크다는 것을 느낄 수 있었다. 다시 말해서 측정을 통해서 건강 및 병증상태의 단계별 사상처방이 분류될 수 있음을 발견하였고, 대부분 상황에서 사상처방이 유효하며 내장의 치유과정에서는 사상처방이 단연 우수함을 알 수 있었다. 당시 1998년에서 2000년 사이에 감기, 두통, 요통 등의 일반 환자부터 폐결핵의 불치자, 골수염의 불치자, 만성중이염 불치자, 불임환자, 암환자 등 중증환자들이 내원하여 치유되는 것을 경험하면서 한의학, 사상의학에 대한 절대적인 신뢰와 확신을 가지게 되었다.

또한 8체질침의 유효성 및 그 가능성도 확인할 수 있었는데, 병증의 깊이와 상황에 따라 체질침이 단계별로 전개된다. 침 시술로 병사(病邪)가 소실되어가는 것을 보면서 병증의 치유가능성도 확인할 수 있었다.

1) 기운 측정상 완실 무병한 사람의 특징

건강상 완벽에 가까운 상태가 존재한다. 완벽하다는 것은 완실 무병하다는 것이다. 그것은 현대의 이화학적인 어떤 검사상에도 내장이나 혈액, 정신 등에 병리적인 이상이 없을 뿐만 아니라 한의학 진단을 통한 반건강 상태의 병변이라고 할 수 있는 기허, 혈허, 담음, 기체 등의 증후도 없거나 아주 경미한 수준에 머문 경우라고 보겠다. 남자 나이 70세에 이르기까지, 매우 드물지만 여자 나이 80세에도 완실 무병한 경우도 있다.

① 기 측정상 완실 무병하면 병사(病邪)가 방출되지 않아 사기(邪氣)를 느낄 수 없다.

② 기 측정상 완실 무병하면 대체로 에너지의 흡수가 왕성함을 느낀다.

2) 기운 측정상 암의 특징

① 대부분의 암질환에서 동자추 반응은 암이 발현된 국소부위뿐만 아니라 전신에서 반응이 나타난다. 다른 질환의 경우, 인체의 전체에서 반응하는 경우는 매우 드물다. 암 이외에 전신에서 병사가 반응하는 경우란 전신급성감모[흔히 독감] 초기나 전신아토피성 질환 유형의 전신질환, 전신혈액염증, 골수염, 약 중독[항생제, 예방접종, 전신마취 후 등], X-ray 등 방사선 검사 이후이다. 그리고 급격하고 아주 중한 정신적 스트레스를 받았을 때 발생한다. 또한 암질환이 아닌 다른 원인[위와 같은 원인]으로

인한 전신 사기방출은 당일 치료 이후나 수일 치료로 회복되지 만[자연회복도 가능] 암질환은 수주일 및 수개월 동안 차도가 있거나 치료되기 전까지는 전신 사기방출이 계속된다는 차이점 이 있다.

② 암질환자의 병사(病邪)는 매우 독하고 중하다.

③ 암질환자는 침 시술이나 약물투여 직후에도 사기(邪氣) 방출이 억제되지 않는다.

■ 참고

다른 내과적, 성인성 질환과 마찬가지로 가장 강력하고 직접적인 위해(危害)요인은 바로 정신적 요인(칠정상, 스트레스)에 있음이 확인 되었다.

3. 기(氣) 측정의 임상사례

다음은 1997년경 기 측정을 익힌 이후, 보조검사법으로 활용하여 진료하였던 사례들이다. 1995년경부터 내원환자의 사례를 매일 HWP 한글에 기록하여 왔으며 1997년 기운 측정이 가능한 이후에는 내용 을 추가하여 기록하였다. 여기 소개한 부분은 1997~1999년 사이의 임상사례 기록에서 발췌한 것이다.

1) 소아 사례

(1) 소아 아토피피부질환의 진단치료(남, 3세)

【환자】 남, 3세

【초진】 9*년 10월 18일

【증상】

① 만성중이염 및 아토피성 피부질환

② 식욕부진 및 소화불량이 있으며 땀이 많다. 대변 및 소변은 양
   호하다.

【기 측정 검사·병인】

사기(邪氣: -2)가 전신에서 발생된다. 아이는 어머니가 전 남편과 사
별 이후 재혼하여 낳은 아이로 어머니의 심신이 불안정함이 아이에
게 좋지 않은 영향을 미치는 기운을 느낄 수 있었다.

【치료과정】

① 12월 21일까지 5회 내원하여 약 처방을 하였다. 약은 소음인 체
   질처방 중에 망양증(亡陽症)이 적합하여 승양익기 위주로 처방
   하였다.

② 2개월 치료로 전신의 병사(病邪)가 소실되었으며 임파선의 결체
   가 사라지고 중이염 및 아토피 증상이 소실되었는데, 치료의 마
   지막까지 뇌(腦 +0.5)의 병사가 유지되어 원인이 정신에 있음을
   알 수 있었다. 내장의 병사가 없이 양호하여 치료를 종결하였다.

【소견】

① 기 측정 터득 후 초기 사례로서 이후 보다 정확히 한약처방을 선별하여 복용하면, 중이염은 어떤 경우라도[타 병원에서 청각을 잃는다는 경우, 수회 수술자 등] 치유되는 것을 경험하였다.

② 아토피는 전신피부에 발생하는 것처럼 병사(病邪)도 전신에 발생하는데 대체로 뇌(腦) 부위가 가장 심하고 마지막까지 잔존하여 병인이 피부에 있지 않고 정신적인 혹은 이와 연관된 뇌 활동의 어떤 장애에 있음을 추정할 수 있다. 아토피는 약증이 정확하여도 어떤 치료로도 치유가 되지 않는 경우가 있다. 이는 병사(病邪)의 근원이 아이 자신보다 외부나 유전적인 결함에서 비롯된 경우로 난치성으로 유지되는 것을 본다.

(2) 소아 족부 괴저증(壞疽症)의 진단치료(남, 4세)

【환자】 남, 4세

【초진】 9*년 10월 18일

【증상】

① 처음에는 기침 감기로 내원: 소양인 형방지황탕 가미 처방 3일분

② 11월 11일 우측 발의 모지(母趾: 1趾) 끝 부위에 발생한 괴저증을 보이면서 치료되느냐고 한다. 돌 이전부터 생겨서 지금까지 상태를 유지하고 있다 함

【기 측정 검사·병인】

전신병사(+1) 및 뇌(+2)의 병사(病邪): 부부 맞벌이로 정신적 스트레

스가 주원인으로 추정되었다.

【치료과정】

① 11월 11일부터 ○○년 1월 17일까지 사상처방의 약물치료를 시행하였는데 약은 음허내열(陰虛內熱)로 소양인 약 10첩 투여

② 족부의 괴저 부위에서 고름과 진물이 나오고서 새살이 돋아나면서 치유되었다.

【소견】

① 소아의 작은 종괴는 1차 진찰을 해보아야만 치유가능성을 파악할 수 있겠지만 대체로 한방 치유로 가능하다. 어린 시기의 자생력, 회복력이 탁월하기 때문이다.

② 병사(病邪)의 반응이 괴저증이 있는 족부에만 국한되지 않고 전신에 퍼져 발생하는 것은 조혈기능이나 신경 등의 에너지가 불안정한 상태로 유지되기 때문이라고 추정된다.

(3) 만성허약 및 만성알레르기(남, 5세)

【환자】 남, 5세

【초진】 9*년 10월 1일

【증상】

① 자주 감기를 앓아서 내원하였다. 감기가 들면 낫지 않고 오래가며 별 약도 무소용이라고 한다. 생후 1개월 무렵부터 감기가 걸리기 시작하여 현재 5살 때까지 병원에 다니고 있으며 거의 매일 양약을 복용하다시피 하였다.

② 현재는 온몸이 가렵고 평소뿐만 아니라 잠잘 때도 자기에게 손도 못 대게 한다. 알레르기 천식, 비염, 피부염까지 모두 있었다. 아이 엄마는 최선을 다한 것처럼 얘기한다. 병원에 다녔고 약도 어렵게 먹었다고 한다.

③ 식욕, 소화가 모두 불량하여 잘 먹지 않고 변도 좋지 않으나 1일 1회 본다. 또한 잠을 깊이 자지 못하고 설치다가 아침 늦게까지 오래 잔다.

【기 측정 검사・병인】

맥진으로 검사하니 1:3 / 1:3지이며 기 측정 검사하니 오장육부(五臟六腑)뿐만 아니라 팔다리, 머리 등 전신에서 사기(邪氣)가 +3, +4 정도로 강하고 독하게 나온다. 아마도 약독(藥毒)의 부작용이 아닌가 한다. 또한 이런 상태로 있으면 중병에 걸릴 확률이 높겠다. 항생제 같은 강한 약은 우리 몸 세포를 공격하고 파괴할 수도 있는데, 아이의 혈액 자체가 상당한 문제를 지니고 있었다.

【치료과정】

① 소음인 감모 상한처방 약 10첩

② 재진[12월 7일] 다행히 차도가 있다. 상동가미 10첩
   기 측정 상 위, 소장, 대장, 신장, 뇌의 전후에 +1.5의 병사 방출

③ 재진[12월 16일] 기 측정 상 위, 소장, 대장, 신장은 +1, 코 부위는 전후 +0.5 병사 방출. 처방은 소음인 감기의 처방 중 원방 10첩

④ 재진[○○년 1월 4일] 기 측정 상 위(-1), 소대장(+1.5), 신(+1)의 병사. 한약 원방 10첩으로 치료 종결

【소견】

① 처음 내원 시 걱정스러웠으나 회복되는 것을 보면서 아이의 소생력, 회복력이 신속하고 왕성함을 새롭게 느꼈다.

② 심한 허증의 상태에서 회복되는 것을 보면서 그 뒤 난치성 소아환자를 살펴 치유하는데 몇 불치사례를 제외하고 어려움이 없었다.

③ 전신에 병사(病邪)가 유독하고 심하게 발생하는 경우는 독감, 암증, 약물오남용, 심한 아토피증 등의 경우이다.

(4) 편식, 가공식의 위험 - 뇌 발작, 간질의 위험

【환자】 남, 4세

【초진】 9*년 10월 1일

【증상】

① 어제 새벽 잠결에 사시(斜視)가 되고 발작하여 놀라서 아빠와 함께 내원하였다. 아이의 맥이 가늘고 불안정하여 부친에게 자주 놀라지 않느냐 하고 물으니 그렇다고 대답한다. 임신 시나 태어난 이후에 특별히 강한 자극은 없었고 육체적 발육장애도 없었다. 그런데 어릴 때부터 겁이 많고 낮에도 놀라는데 아무런 자극(예, 큰소리 등) 없이도 놀라는 형상을 나타낸다고 한다.

② 식욕도 없고 소화도 잘 안 되며, 소변이 시원하지 않은 것 같다고 한다. 밥만 먹고 다른 것은 거의 먹지 않아 햄, 소시지 등 가공식이라도 먹으면 좋겠다고 하며 그런 음식을 즐겨 먹였으며, 어제 저녁은 새우, 핫바, 튀김 등을 섭취했다고 한다.

【기 측정 검사·병인】

기운 검사 시 몸의 전·후면에 모두 병사가 독하고 심하다. (+4) 후두부(-1)

기 측정 상 소음인의 비위를 보하는 약 처방 10첩

【소견】

인스턴트 음식, 튀긴 음식의 과다 섭취는 조성되는 혈액성분에 탁한 기운이 조장되고 뇌에 유해한 자극을 주는데, 심하면 정신적인 이상 현상을 초래할 수 있다. 이 어린아이는 가공식을 즐겨하여 뇌 기능의 문제를 야기한 것으로 보였다. 2008년 광우병 파동 이후에 건강식, 유기농, 친환경식품에 관심이 증대되는 것은 바람직한 일이라고 본다.

편식하는 아이는 조혈기능의 이상을 초래하여 빈혈, 피부색소의 문제, 면역기능의 저하 등을 동반한다. 아이의 피부에 허물이 지고 만성적으로 감기를 앓는 허약한 체질인 이유가 식생활의 부조화에서 비롯된 것으로 보인다.

(5) 음식부절로 인한 복통

【환자】 남, 11세

【초진】 9*년 10월 9일

【증상】

① 자주 복통을 호소하여 내원하였다.

② 어릴 때(2~3세)부터 장염을 자주 앓았으며 이질로 입원한 적도 여러 번 있다.

【기 측정 검사·병인】

① 기운 검사 시 간(+1), 위(-1), 소장(+1), 대장(+1)으로 소화기능이
좋지 않다.

② 대·소장의 실증으로 복통을 간간이 호소한 것을 확인하였다.
아이스크림, 튀김, 볶은 음식, 라면을 좋아하고 즐겼다. 저녁밥
을 잘 먹지 않아 햄, 돼지고기, 튀김, 계란, 오징어 등을 즐겼다
고 한다.

처방은 소음인 비위를 보하고 장 기능 개선 약 10첩 투여

【고찰】

① 예나 지금이나 아이들이 복통을 호소하는 경우에 우선 어떤 음
식을 섭취하는가를 살펴야 한다. 찬 음식, 튀김, 라면 등을 즐기
면 생체에너지 상 저하(-) 혹은 항진(+)으로 작용하여 위장기능
의 장애를 초래하고 소화불량 및 복통 등을 일으키기 쉽다.

② 복통의 호소가 대체로 위보다는 소·대장의 병사에서 비롯된
경우가 많다. 대체로 파동에너지 검사나 기 측정, O-Ring테스트
의 검사법 등으로 본 견해는 오늘날 아이들이 위, 소·대장의
건강이 가장 취약하고 불량하다는 점이다.

(6) 선천성 종양이 있는 아이와 부친

【환자】 남, 5세
【초진】 9*년 9월 1일
【증상】

내원하여 보니 아이가 입을 다물지 못한다. 어려서부터 그렇다 하며 당연하게 얘기한다. 목 밑에 메추리알 반알 만한 크기의 종양이 있고 그 주위에 작은 것이 2~3개 있다. 그 전에는 오른쪽 귀 위에 멍울이 있어 생후 2개월 때 제거하였는데 악성은 아니었다고 한다. 그 종양은 감기가 들거나 피곤하면 더 커지고 몸 상태가 안정이 되면 줄어든다고 한다.

【기 측정 검사·상담】

안색이 자흑하여 너무 좋지 않았고 전신의 사기(邪氣)가 중탁(重濁)하여 이는 중한 질환(암(癌))이라고 생각되었다. 건강이 좋지 않아 염려가 되어 '아이가 병이 들었다'고 하니 그 아버지는 '우리 아이가 무슨 병이냐'고 화를 내고 나(의사)를 의심한다. '너무 허약하다'고 하니 '아이는 잘만 논다'고 되받아친다. 할 말이 없었다. 이 아이가 이후 어떻게 되었는지 알 길이 없다.

【고찰】

간혹 아이의 중한 상태를 인정하지 않고 무시하려는 부모를 보곤 한다. 자신의 잘못이라고 여길까 봐 그러한지 모르지만, 20~30대에 중병으로 명을 달리하는 그 뿌리는 소아시기 불건강함에서 비롯되어 치유되지 않고 지속되어 오는 것이다. 부모가 좀 더 겸손해지고 현명해져야 할 것이다.

(7) 영양제 복용 아이의 기운 측정

【환자】 남, 7세

【초진】 9*년 9월 1일

【증상】 보약을 처방받고자 내원

【기 측정 검사·병인】

전신의 병사(病邪)가 중탁(重濁)한데 원인을 알 수 없었다. 크게 아픈 적도 없었고 항생제도 오래 복용한 적도 없었으며 스트레스도 과하지 않았다. 그런데 자세히 물으니 대략 5개월 동안 영양제를 복용하였다.

최근 증상은 짜증이 많아지고 성질이 급해졌으며 말을 잘 듣지 않아 모친이 골치가 아프다고 한다.

① 전신의 병사가 심하다. (+3 이상) 약증은 소음인 허로 보약으로 10첩 투여

② 재진[10월 6일] 기 측정 상 뇌(+1), 내장(+0.5)로 격감되었고 부모도 정서적 안정이 되어간다고 한다. 소음인 감모약 10첩 투여

③ 재진[10월 15일]

기 측정 상 뇌(+1), 중맥(+1)의 병사로 이제 잘 먹으려 한다. 짜증은 있으나 안정적으로 변한다. 소음인 약증으로 모친의 영향을 받고 있었다.

【고찰】

① 전신의 병사(病邪)가 심한 것이 약물 오남용 때문인지 불투명하여 모르지만, 적합한 약물복용으로 해결될 수 있다.

② 아이의 상태에 맞지 않는 영양제를 장복할 경우에는 오히려 인체의 불균형을 유발할 수 있으므로 장기 복용은 신중할 필요가 있다.

(8) 약독(藥毒)

【환자】 남, 7세

【초진】 9*년 11월 17일

【증상】

① 현재 중이염으로 1개월 동안 양방병원에서 치료해도 잘 낫지 않고 아이가 지쳐하는 것 같아 한의원의 치료를 받고자 내원하였다.

② 3세부터 천식으로 병원을 전전하였다. 본원에는 1996년 2회, 1997년 3월, 12월 각 1회 내원, 1998년 2월 내원 - 비염(鼻炎), 천식(喘息), 도한(盜汗)증 등 호흡기질환에 삼소음, 소청룡탕 등을 가미하여 투여하여 왔다.

③ 지금도 야뇨증 1회, 밤에 잘 때 편하게 못 자고 다리를 떨고 긴장된 속에 사는 것 같고 깊은 잠을 못 잔다. 이런 증상이 수년째 되었다고 한다.

【기 측정 검사·치료】

① 기운을 검사하니 심, 간, 폐, 대장, 신장, 뇌의 전후에 병사가 심(+2)하여 상태가 불량하다. 소양인 약 10첩 투여

② 재진(11월 25일) 사기(邪氣)의 방출은 뇌의 뒤(-2), 신장(-2)으로만 나타나 감소되었다. 소양인 처방 10첩 투여

【고찰】

① 지금까지 감기, 비염, 천식 등으로 수년간 자주 양약을 복용하여 왔다. 어머니는 현명하게 보이는데 아이가 어찌 이 모양일까 안타깝다. 약원병(藥原病)에 대해 설명하고 약 복용에 주의할 것을 당부하였다.

② 약물 오남용인지 감기의 후유증인지 전신의 병사가 아이의 건강을 해치고 있었다. 신장과 뇌의 병사는 두려움 등으로 인해서 위축된 신기능[恐傷腎]이 정신적인 영향까지 주는 상태이다.

(9) 학업에 대한 과도한 집중

【환자】 여, 8세

【초진】 9*년 9월 7일

【증상】

목이 쉬어서 쉰 목소리가 나온다고 내원하였다. 지난 1년 반 동안 여기저기 병원을 전전하였다고 한다.

【기 측정 검사·병인】

기운 검사 상 뇌(+1) 및 폐, 간, 위, 소대장, 신장에서 병사(+1)가 촉지된다.

심화에 의한 소치로 보아 소양인 심화사열 10첩 투여

[재진] 동월 18일: 방광(+1) 뇌(+2)로 호전되었으며 원인이 정신적인 스트레스임을 말해준다.

[재진] 동월 30일: 병사는 뇌(+2) 내장(+1) 상태 유지, 소양인 약 10첩 투여

[재진] 10월 8일: 병사는 뇌(+1)이나 내장은 양호하다. 상동 10첩 투여

[재진] 10월 13일: 병사는 뇌(전후 +1) 유지, 모친과 상담하니 아이 스스로 스트레스를 받는다고 한다. 주위 사람이 부추긴다고 하는데 스스로 1등을 하려고 하고 친구가 잘해도 스트레스 받고, 무엇이든 1등이 아니면 스트레스를 받는다고 한다.

[재진] 10월 29일 뇌(+2), 내장은 양호한 상태. 소양인 약증 유지

【소견】

대체로 스트레스는 뇌파의 에너지를 플러스(+1)로 항진시키는 경향이 있으며 이로 인해 내장활동에 영향을 준다. 그것이 부정적이든 긍정적이든 스트레스는 심 → 뇌 → 전신의 상태로 보여준다.

(10) 알레르기 중증비염, 천식의 원인이 뇌의 병사(病邪)

【환자】 남, 12세

【초진】 9*년 10월 4일

【증상】 (모친의 증상 소견)

① 아침저녁으로 비염 재채기가 심하다. 항상 계절을 탄다.

② 소심하고 스트레스가 과다하며 예민하다. 엄하게 키운다.

③ 최근 모친이 야단치거나 구타하면 반항한다.

【기 측정 검사·치료】

전신의 병사(病邪)가 심하여 1주일간 침 시술 병행, 약물은 태음인 처방

[재진] 10월 23일: 감기 기운이 있다. 뇌 및 내장의 병사(+1) 태음인 처방 유지

[재진] 이후 ㅇㅇ년 1월 29일까지 내원치료 실시함

1월 29일 측정상 뇌파는 (+/-) 양호. 부모가 치료를 다소 거부하고 내장도 양호한 상태를 유지하여 치료를 종결하였다. 아이는 천식, 비염으로부터 건강상태가 회복되었다.

【소견】

① 기 측정상 스트레스로 인한 뇌파로 알레르기성 비염, 천식이 발생한 것으로 보이며, 일반 약물치료로 효과가 경미하였고 지속적으로 유지되었다.

② 4개월간 한약 치료 위주로 하여 먼저 내장의 상태가 호전되고 뇌기능의 상태가 정상화되어 알레르기로부터 벗어났다. 4개월간 치료는 일반적으로 중증의 경우와 같다. 이렇게 알레르기성 원인 제거가 쉽지만은 않다.

2) 성인 사례

(1) 중풍 전조증의 기 측정

【환자】 여, 57세
【초진】 9*년 7월 4일 초진, 10월 10일 재진
【증상】
[초진 7월 4일]
① 안색이 검고 눈이 쑥 들어가고 눈이 휘황한 것이 보기만 하여도 정신 및 전신 기능이 좋지 않아 보였다.

② 주증상은 현훈, 기력부진, 정신불쾌 상태, 식욕 저하, 소화 및 대변이 모두 불량한 상태이다.
③ 체질이 태음인(목양체질)인데 혈압이 97/56으로 저혈압 상태였다.
[재진 10월 10일] 기절하여 혼절함

【기 측정 검사·병인】

초진 시 기력 탈진상태로 전신에 사기(邪氣) 방출. 뇌의 사기(邪氣 +2)가 방출된다. 중증(重症)으로 판단되어 건강에 주의할 것을 당부하였다. 그런데 10월 10일 재진 시에는 위중상태에 빠져 내원하였다. 며칠 전 추석 때 쓰러졌다는 것이다(정신혼절, 기절).

【소견】

이 분은 7월에 한 번 진찰만 받고 그 후 치료를 받지 못했다. 경제적 형편이 어려워서 그런가 보다 하였다. 7월 진찰 당시 그 몸으로 일상생활을 오래 유지하기 힘든 상태인데도 불구하고 어떤 방법을 통해서든 건강 유지를 위해서 노력하지 않았다. 그러다가 3개월째 추석 무렵 과로, 과심으로 정신을 잃고 만 것이다. 천만다행으로 운동기 계통에 큰 후유장애는 없었다. 하지만 뇌의 편차로 인해서 정신적 문제는 더 심하여 멍해지고 기억력 감퇴, 정신불쾌 현상이 나타난다. 주변상황이나 자신의 정신, 식생활이 그대로 유지된다면 또 얼마가지 않아 중한 상태에 빠질 것이다.

이런 분을 보면 한의학의 진단은 유용하다고 생각된다. 현대생활이 복잡다단하므로 각자 가정생활, 식생활 등 여건이 다르기 때문에 질환 발생을 사전에 모두 다 예측할 수는 없다. 하지만 중풍이나 암 등 중증은 사전에 조기진단이 어느 정도 가능하다. 짧은 임상경험이지만 이런 경우를 보게 된다.

▇ 참고 사례

【환자】 여, 84세

【진료일】 9*년 5월 10일 → 2차 12월 1일

【증상・기 측정】

지난 5월 10일, 좌측 좌골신경통으로 내원하여 검사 시 심・위・소대장(+1~+2), 신(+2) 뇌(전+3 후+2)로 보아 중풍전조증(中風前兆症)이라 생각되어 진료기록부에 '위중풍증(爲中風症)'이라고 기록하였고, 주의를 당부하였다.

【결과】

[12월 1일] 그런데 어떤 사정으로 인해 초겨울인데도 불구하고 노환에 지난 2일간 찬방에서 주무시다 중풍이 발생하였고 이후 적절한 치료를 받지 못한 채 운명하였다.

【소견】

① 중풍 발생 이전에 뇌기능의 병사가 강하게 발생하여 뇌의 불균형상태를 대변해준다.

② 이후 삼부구후맥과 체질맥의 통합을 통해서 맥진상 좌・우뇌의 불균형이 뇌파의 사기발생과 중풍발생에 주요하게 관여함을 알게 되었다.

(2) 암 발생 이전 병증의 기 측정

【환자】 남, 78세

【초진】 9*년 12월 31일

【증상】

① 최근 전신무력감이 심하여 아파트 밖에 나가지 않으려고 한다.

② 심한 삶의 의욕 저하, 식욕부진으로 거의 먹지 않아 보신하고자 내원하였다.

【망진 및 기 측정 검사】

① 노환으로 인해 기력이 소진된 초초한 모습이다.

② 전신의 병사(病邪)가 중탁(重濁)하고 심(+3∼+4)하다.

③ 병중하여 약증검사 결과, 태음인의 처방으로도 뇌 부위의 병사(病邪)를 종식시키지 못했다. 체질침법으로도 어려워 치료 불가능한 상태로 예후가 위태로웠다. 차트에는 허손증, 위종양(虛損症, 爲腫瘍)이라고 기록하였다.

【상담 및 결과】

① 전신의 병사(病邪)가 중(重)하고 탁(濁)하며 유독(有毒)하여 암증(癌證)의 병사로 여겨졌다. 치료 가능성이 없는 상황이라서, 지인인 보호자(부인)에게 곧 중한 상태의 질병이 발생하며 치료가 불가능한 상황임을 알렸다. 보약을 짓기 위해서 내원하였지만, 어떤 처방도 의미가 없었기에 처방하지 않았다.

② 2개월 이후 좌측 턱밑의 경부(頸部)에 계란 반 개 정도 크기의 종괴(腫塊)가 발생하여 내원하여 보니, 올 것이 왔다고 여겼다. 암증이 전신성으로 국소부위에 발현된 것으로 보였으며 치료 불가능한 말기적인 상태로 보아 가족에게 소견을 말하였다.

③ 종합병원에서 정밀검사를 받았는데 위중한 상태로 다른 방법은 없으며 1개월 시한부 진단을 받았다. 그 이후 대증요법을 간간이

받다가 운명하였다. 그때가 초진으로부터 10개월 정도 밖에 지나지 않았다.

【소견】

기 측정으로 암 발현(發顯) 이전의 상태를 진찰한 최초의 사례이다. 암 발생의 과정에는 다른 상태와 다르게 매우 강하고 유독한 병사(病邪)를 동반하기 일쑤이고 일정한 기간 동안 유지되는 경향이 있다.

(3) 매핵기의 원인 진찰

【환자】　여, 34세

【초진】　9*년 10월 14일

【증상】

① 목에 객담이 있어 넘어가지도 토하지도 않는다고 한다. 약 2년 되었는데 몇 군데 이비인후과, 한방병원, 한약방, 유사의료업자 등을 다녔는데도 낫지 않았다고 이것 좀 제발 치료해달라고 한다.

② 10세, 9세, 23개월 아이가 있다. 출산 이후 발현된 것으로 볼 수 있다. 몸이 무겁고 시장만 갔다 와도 누울 자리만 찾는다, 눈물이 많으며 슬픈 것을 못 참는다. 대변이 불규칙하다. 배는 더부룩하다. 대변이 가늘고 무르다. 월경의 양이 많고 검붉으며 검은 덩어리가 많이 나온다. 찬 것을 좋아하고 해물탕을 제일 좋아한다.

【기 측정 검사·병인】

위(胃), 대장(大腸), 방광(膀胱), 신장(腎臟)의 허약함이 심하다.(-3), 목

부위는 -1, 설(舌)의 태가 황태(黃苔), 혀는 완만, 하복부가 냉하고 복부 비만형. 완전히 요천추 부위가 후만되어 1자 허리이다.

원인은 해물 과잉 등 부적절한 식사와 산후우울증 및 심신허손으로 약증은 태음조위탕에 속단, 황정 2돈

[재진: 10월 26일] 기 측정상 상태호전, 자각적 증상도 거의 호전, 다리가 저리고 혈맥이 잘 통하지 않는 느낌. 잠만 자고 싶다. 태음인 처방 20첩. 사기방출개선 -1~-2 정도로 낮아졌다.

[재진: 11월 16일] 좋아지니 좀 늦게 내원하였다. 1일 1회 대변을 보게 되었다. 야뇨증은 1~3회 계속, 위와 횡행 하행 대장이 겹치는 부위에 병사(-2). 내장의 상태는 사기방출이 거의 소실되고 혀의 설태(舌苔)로 담음이 적어져 옅어짐

(4) 유산 환자의 병변

【환자】　여, 33세
【초진】　9*년 9월 15일
【증상】

임신 4주째 유산기가 있어 내원하였다. 하혈이 조금씩 1주일가량 지속되어 산부인과 병원에서 유산가능성을 경고하며 조심하라고 하였다 한다. 또 산부인과에서는 아이가 적어서 걱정이라고 한다.

야간 일로 저녁 늦게까지(밤 12시) 근무하며, 큰 아이(12세)가 있다.

【기 측정 검사 · 치료】

① 맥이 미세 허약한데 자신이 저혈압에 빈혈이 있는 줄 알고 있

다. 건강이 허약하나 대수롭지 않게 생각한다.

② 심(-2), 방광·질(+2), 신·자궁(+2)

처방은 보중익기(補中益氣) 위주의 처방 10첩. 소음인 음식관리 필요

[9월 26일] 하혈이 잡히고 좋아졌다고 내원하였다. 신경과로로 소음인 신경과울 처방으로 약 10첩 투여

그런데 이후 10월 19일 내원하여 며칠 전 유산되었다 한다. 원인을 알 수 없어 물어보니 음식을 편식하는데 햄, 피자 등 가공음식을 자주 먹었고(피자 2판을 하루에 먹은 적이 있다) 생냉(生冷) 음식으로 바나나, 멜론(멜론은 박스 채 사놓고)을 즐겼다고 한다. 이렇게 가공식, 생냉 음식을 섭취하니 나약한 환우는 어쩔 수 없었던 것으로 보인다.

(5) 기 측정을 통한 위암 수술자의 건강관리

【환자】 남, 65세

【초진】 9*년 10월 18일

【증상】

① 5년 전 위암 초기 진단을 받고 수술

② 소화장애로 내원하였다. 뱃속에 복명(腹鳴)증상

③ 소변불리증

【기 측정 검사·치료과정】

① 맥진상은 좌 1, 3 우 3지로 수양 맥이지만 폐가 실한 상태를 나

타낸다. 또한 전신 사기(邪氣)가 위중(危重)하고 유독함이 심하다 (+4). 약증도 인삼계지부자탕증이니 어느 정도 중한지 알 수 있다. 뇌가 불순(不順)하고 심한 병사는 신경과로가 심했다는 것을 의미한다. 대부분 암증이 그렇듯이 뇌의 문제가 건강장수의 핵심이며 암증치료의 핵심이라고 본다.

믿음이 없어 치료를 반드시 받으라고 권유하니 진찰만 받고 갔지만 검사상 위중하고 약재도 그러한 것을 보여주니 예후는 불량하다.

② 그 후 다음 해까지 약 처방을 받아가 한약을 꾸준히 복용하였다. 약증은 심히 중한 약증인 인삼관계부자탕증에 이른 적도 있고 승양익기부자탕증, 승양익기탕증의 상태까지 호전되었다.

【소견】

① 이 분은 현재(2009년 6월) 생존하고 있으며 지난 10년 동안 건강검진으로 관리를 하여왔다.

② 인간의 의지와 스스로 하는 관리에 따라 허손, 중증의 상태에서도 장기간 생명유지가 가능함을 증명해 보여준다. 물론 이러한 경우는 소수에 불과하며 환자 자신과 치료에 대한 절대적인 신뢰가 없었으면 불가능한 일이라고 사료된다.

■ 참고 사례

【환자】 여, 42세

【초진】 9*년 12월 6일

【증상】

서울에 사는 친척분인데 집안일로 광주 집에 와서 대화 중 몸이 좋지 않다고 하여 진찰해보니 병중하여 예후가 걱정스러웠다. 그다음 날 병원에 내원하여 진찰을 하였다.

【기 측정 검사·병인】

동자추로 측정을 해보니 병사(病邪)가 위중(危重)하고 병증이 심한 상태였다. 현재 자궁근종 수술한 지 3년째인데 암증(癌證)이었다. 병소는 췌장이었다. 원인은 오랫동안 충격적인 상황을 인내하면서 갈등한 사려과다(思慮過多)가 주원인으로 추정되었다. 한의학 이론상 사려상비(思慮傷脾)한 상태였다.

【치료과정】

① 그다음 해 1년 동안 서울의 모 한의원에서 치료를 받아 완쾌되었다.

② 치료 시작 초반부인 2월에 양방병원의 검사결과 견갑골 하단부위의 종양과 위장 내 미란성 위종양 1개가 발견되었다. 또한 췌장(膵臟)의 종양(腫瘍)이 확연하게 나타났다. 조직검사는 실시하지 않아 암의 진단은 확정받지 않았지만, 방사선 검사만으로 종양이며 암증임을 확인할 수 있었다.

(6) 기 측정을 통한 간경화 환자의 건강관리

【환자】 여, 40세

【초진】 9*년 9월 6일

【증상】

① 지난 3월 간성혼수로 기절한 적이 있으며 만성간염으로 생활하다 올 초 간경변(간경화)을 진단받았다.

② 식욕이 적으며 소화불량. 입이 마르고 물이 당긴다.

③ 땀이 적고, 대변 1~2회/1일, 소변 빈삭, 야뇨 1회

【기 측정 검사·병인】

① 전신 피부와 안색이 노랗게 황달의 기운이 있으며, 복부의 적취(積聚) 상태는 중증의 상태임을 말해준다.

② 맥진상 부정(不定)하며 불량함을 말해주고, 토양맥진이 나타난다.

③ 전신의 사기(邪氣)가 심한데, 간(肝) 및 신(腎), 뇌(腦)의 병사(病邪 +2)가 심하다. 약은 소양인 형방지황탕가 모려 황련 지류가미증

④ 평소 복용 중인 약을 기 측정으로 검사하니 3가지 중 2가지는 간(肝), 뇌(腦)에 치명적, 다른 한 가지는 간은 좋으나 뇌에 부적합하다.

【치료과정 및 결과】

① 치료는 한약, 침 시술 이외에 식이요법으로 가공식, 육식을 금하게 하고 체질별 식이 권장

② 치료기간: 치료 초기에는 2년 동안 거의 매일 내원하다시피 하면서 성실하게 치료에 임하였다.

초기 1년간은 내일의 정황을 모를 만큼 생명유지가 어려운 상태에서 보내야 했다. 차츰 회복되어 1년 이후 일상생활은 가능하였고 직장생활도 복귀하였다.

③ 현재(2009년 초)도 생존하여 있으며 작년(2008년) 초부터는 악화 중으로 걱정스러운 상태이다.

④ 이분은 '원장님이 살려냈으니 원장님이 알아서 책임져라'라고 농담을 하곤 한다. 모든 사람이 이렇게 호전되고 치유되는 것은 아니다. 의지가 강인한 분으로 아직 어렵고 힘든 상태에서도 자녀양육

을 위해서 직장에 복귀하여 생활비를 벌었다. 간경화로 간성혼수 상태를 경험했다. 또 치료 중 식도정맥류 출혈도 일어나고 간종괴 수술도 한 중한 상태에서 지난 10년간 스스로 치유한 분이다. 한의 사로서 한 일은 그분의 몸 상태에 맞는 한약 및 침 시술을 처방하고 조언하여 드린 것뿐이다.

(7) 기 측정을 통한 방광암 말기자의 건강관리

【환자】 남, 75세
【초진】 9*년 9월 2일
【증상】
① 만성방광암 말기자

3년 전 대학병원에서 방광암으로 진단받고 지금까지 7회의 수술을 받아왔으며 현재는 불치로 병원에서 포기된 말기 환우이다. 몇 년 전 경운기 사고로 방광 부위인 아랫배를 다친 이후 혈뇨가 나와서 근처 병원에서 치료를 받다가 나아지더니 더 심해져 대학병원에서 검사를 받아 보았는데 결과는 방광암이었다.
② 식욕 부진, 소화 불량, 대변 및 소변이 불량하다.

【맥진 및 기 측정 검사】
① 이실한증(裏實寒症)으로 소음인 수양맥이다.
② 뇌 및 내장, 방광의 병사(病邪)가 심하다.

【치료과정 및 결과】
① 치료는 소음인 망양말증의 한약처방, 체질침 시술 이외에 소음

인 체질별 식이요법

② 치료기간: 이후 4년간 한방 병·의원 치료를 받았다.

이렇게 호전된 사람은 드문데 신뢰가 깊은 것이 중요 원인이었다고 본다.

(8) 어떤 부자(父子)의 구안와사 치료

【환자】 남, 7세

【초진】 9*년 10월 8일

【증상】

① 어제 구안와사[안면신경마비]가 시작되어 내원하였다. 나이 7세에 구안와사라니, 아이가 왜 그럴까? 시골의 찬 방에서 자고 난 후로 그렇다고 하는데, 얼마나 추운데서 잤다고 그러겠는가 하는 생각이 든다.

② 식욕, 소화 모두 불량하고 허약하며 땀이 적다.

③ 얼굴이 상기되어 아무 말도 하지 않고 있다.

【맥진·기 측정 검사·병인】

① 소음인 수양체질 맥에 세긴 맥

② 전신에서 허증(虛症)의 사기(邪氣)가 방출된다.

③ 아이의 아빠가 실직한 후 가정생활이 불안하고 아이 또한 불안정하여 심신이 허약한 가운데 찬 기운(추석 때 시골집에서 잔 것)을 받아 발생한 것으로 추정되었다. 약은 소음인 천궁계지탕가 향부자, 당귀가미

【부친의 내원】

그런데 10월 24일 아이가 70% 정도 호전된 상태에서 부친(남, 36세)이 내원하였다. 같은 구안와사 증상이 오늘부터 시작된 것이다. 강한 스트레스로 인해 전신에서 허증의 사기가 방출된다. 아들에 이어 아빠도 소음인의 음식관리를 하였고 모두 좌측에 발생하여 같이 치료하였다. IMF의 비극이 이 가정에도 나타난 것이다.

(9) 시댁에 대한 부담감

【환자】 여, 29세

【초진】 9*년 11월 2일

【증상】

지난 3월에 발생한 두드러기가 이후에도 계속되어 내원하였는데 환자는 그저 음식의 탈로 인한 것이라 생각하였다. 진찰을 하여 보니 원인은 가정환경에 있었다.

【기 측정 검사ㆍ병인】

① 기 측정상 심(心) 및 뇌(腦)의 전후에 병사(+2)가 유여하다. 원인은 심화(心火)의 스트레스가 강하여 뇌에까지 영향을 준 걸로 보인다. 뇌에서 안티호르몬이 분비되어 알레르기성 두드러기로 발생한 것으로 보인다. 상담을 해보니 시댁일로 과도한 스트레스 상태에 있었는데 시댁 일뿐만 아니라 친정 일까지도 도맡아 일할 가족이 없어 자신이 맡아와 과거부터 편하게 살지 못해 왔다.

② 올 초 시아버님이 돌아가셨고 시어머님이 혼자 살고 있어 광주

근교 시골에 매주 1회 이상 시댁을 방문하였다. 그런데 얼마나 많은 부담감이 있는지, 시댁에서 밥을 먹고 나오면서 바로 구토하였다고 한다. 기 측정과 상담으로 확인하여 두드러기 원인이 정신적 스트레스에서 비롯되었다는 본인의 말에 수긍하게 되었다. 심기울체로 인한 증후로 시집에 대한 본능적 거부감이었다.

③ 시댁 콤플렉스의 예를 들면 다음과 같다. 시댁에 다녀온 이후 두통, 전신무력, 불순상태에 빠진다. 농사지을 일을 생각하면 벌써 올 봄이 걱정된다. 인부의 밥을 해서 나르는 일 등을 할 때 작년에는 늘 청심환(물로 된 약)을 상복하였던 것이다. 그러다 보면 진통제가 듣지 않다가 2주 정도 지나면 양호해졌다.

④ 1차 치료로 뇌(腦 +2) 및 내장의 병사가 양호해졌다. 두드러기도 소실되었다.

남편이 본가에 가는 일이나 과도한 관여를 자제하는 협조가 있었기에 몸의 회복이 빠르게 진행되었다. 환우의 긍정적인 수긍이 없고 남편이 협조하지 않았다면 엉뚱한 반응을 보이면서 치료는 어려웠을 것이다.

⑤ 이후 환자는 현재(2009년)까지 간간히 내원하였다. 시댁과의 관계가 많이 편해졌지만 부담스러운 것은 남아 있었다. 이에 따라 그에 대한 스트레스도 반감되었지만 아직 불편함이 존재하였다.

【소견】

많은 사람들이 시댁과의 관계에서 심적인 부담감이 커서 심신의 건강에 악영향을 받고 삶의 질을 떨어뜨리는 것을 본다. 새 가족의 일원이 됨으로써 가족관계가 더더욱 긍정적인 힘과 도움이 되기 위해서는 현 시대의 환경에 맞는 관계설정이 절실히 필요하다. 물론 현시대의 합리적인 시댁과의 관계란 시부모 및 시댁의 여건이 어떠하냐에 따라 달라진다. 하지만 결혼이란 한 가정을 이루는 것으로 양가의 가정에서 분리(分離)되어 독립된 구조를 갖는다는 것을 명확히 인식하는데서 출발해야 한다. 즉, 한 배를 타고 가다가 결혼을 하여 이제 완전히 다른 배를 탄 것이며, 분리된 삶으로 각자 갈 방향과 목표가 다르다는 것이다. 경제생활 또한 분리되고 독립된 체계를 갖는다. 이러한 인식의 전환은 시부모가 먼저 가져야 하고, 결혼한 자녀에게 불필요한 기대와 요구를 하지 않아야 하겠다.

또한 남편이 이를 자각할 필요가 있다. 그리고 스스로 늘 피해자로 생각하는 여성도 며느리라는 굴레에서 벗어나 한 가정의 동반자로서 보다 책임지는 자세전환도 필요하다고 본다. 즉, 시댁과 남편의 불필요한 간섭과 요구에 대해서 자신의 가정과 가족(자녀)을 위해서 맞서야 할 때는 맞서야 한다. 어쩌면 이제 '며느리'라는 그 말 자체가 이 땅에서 사라지는 시대가 되어야만 시댁에서 받은 심리적인 부담으로부터 자유로울 것 같다.

(10) 부부의 관계

【환자】 여, 34세

【초진】 9*년 12월 15일

【증상】

① 남편 치료 중에 부인 건강이 좋지 않다고 하여 진찰하였다.
    골프 등 운동을 하고 있고 안색이 밝아 좋아 보였지만, 진맥하

여 보니 기울체된 상태라서 '가슴에 맺힌 말을 못한 것이 있다'고 하니 눈물을 흘리고 격앙된 목소리로 '다 당신 때문'이라고 말하면서 얘기한다. 남편은 일요일에 가족을 위해 영화를 보든, 어디 놀러를 가든 먼저 말은 꺼내놓고 실제는 부인이 졸라 1~2시간이 지나서야 나간다고 한다. 그런데 최근 들어서는 일요일에 어디 한번 제대로 외출하지 못했다고 하며 부인은 스트레스를 털어놓는다. 대화를 자주하지만 남 앞에서만 잘 들어주고 자기하고 한 얘기는 잘 들어주지 않는다고 한다.

② 하지만 남편의 말은 좀 다르다. 자기 나름대로 가정을 제일로 여기고 있고 가정을 우선으로 생활한다고 한다. 예를 들어 직장 회식을 자제하고 일찍 들어와 가족과 함께 식사하려 하고 한 달에 3~4회 이상 외식을 한다고 한다. 그렇지만 하나를 들어주면 2~3을 얘기하고, 10 중에 3~4를 했으면 3~4를 만족하거나 고마워하지 않고, 못한 것 가지고 얘기한다고 말한다. 또한 부인에게 사랑한다는 말도 하루 10여 회 이상 말하는 등 자상하고 성실한 남편이라고 생각한다. 부인도 이런 말에는 동의한다.

【소견】

이렇게 같은 상황을 대하는 부부의 관점이 서로 다른 경우를 본다. 부인은 남편의 사랑과 관심에 배고프고, 남편은 나름대로 부인과 가정에 최선을 다한다고 생각하는 것. 어쩌면 우리 시대에 풀지 못할 숙제인지도 모른다. 그 기저에는 여러 가지 요소가 자리 잡고 있다. 남편은 외부활동에서 만족을 얻지만, 부인이 가정생활에서 자기만족을 가지지 못하고 부족하기 때문이라고 본다. 또한 부인의 과거가 현재 상황에 영향을 준 듯하다. 이 부인의 경우 큰딸로 태어나 고등학교까지 반에서 1등을 할 정도로 성적이 우수했으나, 가정형편이 어려워 동생들 교육 때문에 대학진학을 포기하였고 이런 문제는 현재까지 공부에 대한 한(恨)과 불만족으로 남아 있다. 그러다 보니 지금 현실에서 어떤 일에 대해서도 쉽게 만족(滿足)하지 못하는 상황이 연출되지 않았나 하고 생각한다.

4. 기(氣) 측정의 과제 - 주관적이며 활용상 한계가 있다

동자추를 통해서 진단 및 치료의 독특한 활용이 가능하고 체질의학에 응용할 경우, 몇 가지 문제점[체질감별에서 O-Ring테스트, 형상, 성질, 설문지에 의한 검사에서 정확성이 떨어지는 점]을 극복할 수 있다. 한 환자의 반복검사에서 반복성, 통일성을 나타내고, 유효성이 인정된 침이나 약의 투여에 증상 및 질병이 호전되며, 다른 검사자에 의한 검사에서도 동일한 결과를 보여줄 것으로 보여 객관성은 있다고 볼 수 있다. 하지만 활용에는 많은 한계가 있다.

① 주관적이다: 동자추 이용이 동서고금에서 주관적인 면을 벗어나지 못한 것은 그 자체가 지닌 한계점이라고 볼 수 있다. 의료에서도 동자추 활용은 검사자에 의해 검사되는 주관적인 활용이다. 사상처방과 8체질침의 유효성 확인검사 또한 의료기기의 검사를 통해 증명된다 하더라도 주관적인 면을 벗어날 수 없다.

② 기수련을 한 사람만이 가능하다
수련 없이 단시간 내에 교육을 통해서 바로 활용할 수 있는 사람도 ·일부 있겠지만 대다수는 일정한 수련을 필요로 한다. 이때

경락과 체질을 이해하는 한의사는 빠르게 습득하고 활용할 수 있다.

③ 동자추 활용은 기력소모가 따르므로 많은 내원환자를 대상으로 하기는 어렵다. 또한 병소에서 방출하는 사기(邪氣)를 직간접적으로 검사자가 받게 되므로 과도한 활용은 검사자의 건강을 해칠 수도 있다.

④ 동자추를 이용한 진찰 소견이 현대의료기기를 이용한 진단소견과 유사성을 보여주고 있으나, 동자추 단독으로는 진단명을 내리는 데 부족하고 어려움이 있다.

예를 들어, 폐 부위(흉부상초, 중부혈 부근)에 사기(邪氣) 감응이 심하여 진폭이 크고 진동수가 많을 경우, 폐에 질환이 있다(폐의 허, 실)고 단정할 수 있다. 하지만 그 상태가 단순기관지염인지 폐렴이나 폐암인지 확진할 수 없다. 또한 반건강인과 질병인의 구분을 하기 힘들다.

5. 기(氣) 측정에 대한 결론

생체기능검사의 메리디안, 파장분석기(Vega, MRA, 양자공명분석기(QRS)) 등이 개발되어 객관화가 이루어지고 있다. 이렇게 진일보된 진단치료기는 향후 현대의료기기가 지닌 생체기능검사의 한계점을 극복하는 데 많은 도움이 될 것으로 보인다. 하지만 기기로 인간의 완전하고 미세한 것까지 파악하는 것은 불가능하며, 오로지 인간의 직관을 통해서만 가능할 것이다. 과거 명의는 망진을 통해서 환자의 대부분을 정확히 진찰할 수 있었다.

동자추는 주관적이지만 직관을 이용한 것으로 볼 수 있으며, 고도의 수련은 필요하지 않다는 점에서 활용이 가능하다. 저자는 동자추를 통해서 경락학설을 확인할 수 있었고, 8체질 맥진의 미진한 부분을 극복할 수 있었으며, 8체질침 및 사상처방이 인체에 상당한 긍정적 영향을 미치고 있는 점을 확인할 수 있었다. 체질판별이 어려울 경우 해결에 도움을 얻었으며, 사상의학처방을 응용할 경우에 처방에 대한 유효성을 검사할 수 있어 임상에서 발생할 수밖에 없는 오류를 줄일 수 있었다. 동자추를 이용하여 보다 정밀한 생체의 기를 진찰한다면 생명에 대한 이해가 넓어질 것이다. 또 생체병리적인 이해와 올바른 치료가 무엇인지 새삼 체득할 수 있게 되어 만성적 난치질환의 치료에 적지 않은 도움이 되리라 본다.

▉ 참고

1) 기 측정에 관한 본 저자의 논문
「동자추를 이용한 체질진단」, 광주전남한의사 보수교육, 1998.
「동자추를 이용한 암환자의 진찰」, 광주전남한의사 보수교육, 1999.

2) 저자의 기 측정을 통한 암환자 임상사례집
『암환자의 임상사례집』, 지성계, 2003.

제2장 맥진(脈診)에 대해서

환자에 대한 한의학의 전통적인 임상적 진찰은 첫째로 시진(視診: 망(望))과, 둘째로 청각과 취각에 의한 진찰(문(聞)), 그리고 세 번째로 문진(問診), 네 번째로 촉진(觸診)의 사진(四診: 망문문절(望問聞切))을 통해서 이루어진다. 말을 할 수 없는 소아나 언어불수자 그리고 물어서도 알 수 없는 내장(內臟)의 상태는 맥진(脈診)이 아니면 파악이 불가능하고 다른 진단법으로 대신할 수 없다. 그래서 맥진은 한의학의 가장 중요한 진단의 방법으로 더욱 우수한 진단기술과 재능이 요구된다. 저자는 1992년 개원 초부터 맥진을 시작해 현재에 이르기까지 지속하였다. 1995년도에 체질맥진을 익혔으며, 2000년도는 체질맥과 삼부구후맥(三部九候脈)의 맥진을 통합하여 체질 및 병증상태를 파악하였다. 또 2005년도에는 1년간 임상한의사를 대상으로 임상맥진강좌를 개최하였다. 그 결과물로 『임상맥진강좌입문』이라는 책이 출간되었다.

그 내용을 바탕으로 해서 맥진을 소개하고자 한다.

1. 맥진(脈診)이란 무엇인가?

다음은 졸저 『임상맥진강좌입문』에 나온 대목이다.

"맥진은 그 사람의 상태를 반영하는 것입니다. 상태라 함은 심신

(心身)의 상태입니다. 심(心)이란 단지 칠정(七情: 감정)만을 나타내지 않으며 정신(精神) - 의식(意識)도 일부 포함됩니다. 신(身)이란 물질적 몸의 상태 중 무엇보다 뇌 - 오장육부를 말할 수 있으며 이로써 심신, 즉 의식(意識)과 마음[心] 그리고 오장육부(五臟六腑)는 하나로 통합되어 맥상(脈象)으로 나타나 체질생리 · 병리(病理), 병인(病因), 병변(病變), 병소(病所), 병의 깊이, 병사를 반영하므로 맥진을 통해서 이를 진단할 수 있게 되는 듯합니다. 기혈(氣血), 담음(痰飮), 어혈(瘀血), 선후천기운(先後天氣運)도 파악할 수 있는 것이 맥진입니다. 맥진은 이렇게 사람의 전체를 파악하여 진찰하는 데 가장 중요한 정보와 단서 중 하나입니다.

맥진(脈診)을 비롯한 한의학 사진(四診)진단을 객관적으로 검증하는 것은 외부 양방의학 차원에서도 어려운 면이 없지 않으나, 우리 한의사에게 맥진(脈診)의 소견이란 전통적 가치이며 인정되는 보편적 객관성을 가지고 있습니다. 더욱이 칠정(七情), 병상(病狀), 병의 경중(輕重), 예후(豫後), 생사(生死)의 진단(診斷)은 맥진(脈診)을 통하지 않고서는 한계가 있음을 느낍니다. 망진(望診), 그리고 설진(舌診), 복진(腹診)과 통합하여 망진(望診)을 시행할 경우에는 보다 합리적이고 정확한 진단이 이루어질 수 있습니다. 그러나 맥진(脈診)이 빠진 상태에는 한계가 분명하며 많은 오류를 범하기 쉽습니다. 맥진을 통해서 체질(體質)을 분명히 분별할 수 있으며, 병소와 병소의 상황, 그리고 병변의 병인, 진행상태, 현재 심리적 상태와 예후를 파악하거나 파악하는 데 중요한 단서를 제공합니다."

2. 맥진을 통해서 얻은 소견

맥진을 통해서 얻어진 인체생명 활동에 관한 내용 몇 가지를 소개하면 다음과 같다.

1) 생명에 대한 이해

맥을 통해서 장부(臟腑)의 활동에너지 상태가 나타나 오장육부(五臟六腑)의 건강성을 점검할 수 있게 되며, 질병의 진행 및 치유의 과정 또한 맥파로 전달되어 확인될 수 있다.

칠정(七情) 활동의 상태 또한 장부의 맥상에 포함되어 나타나는데 감정의 상황은 맥상 활동에 지대한 영향을 미친다.

좌우 척맥(尺脈)은 선(先)·후천지기(後天之氣)의 강약과 성쇠의 상태를 나타내고, 이는 생명유지의 가능성을 가늠하는 열쇠이기도 하다. 또 난치상태에서 치유가능성, 혹은 불치를 판가름하는 자리이기도 하다. 질병의 기시와 종시가 대체로 하초 신(腎)기운에 달려 있다고 해도 과언이 아닐 정도이다.

2) 중용의 도

어떤 활동이나 생활, 식이 및 운동, 치료 등은 과도(過度)나 미흡(未洽)을 통해서 허실(虛實) 상태를 낳는다. 병변은 한편에 치우친 상태에서 비롯된 것으로 심화(心火)는 이를 주도하며 신허(腎虛)는 이를 고착화시킨다. 그러므로 삼가 조심하여 상태에 맞게 적절히 조리함으로써 중용의 상태[화완(和緩)맥]를 가질 수 있는데, 이는 치유의 과정으로 이어진다. 회복을 위해서는 중용의 도를 알고 그에 맞추어 생활자세를 변화해야만 건강성을 얻고 그것이 지속될 수 있다.

3) 칠정(七情)의 병사가 내장의 병변발생과 진행에 미치는 영향

맥진을 해보면서 칠정의 감정상(感情傷)이 병변을 주도하며, 상처받은 상황을 극복하거나 보상되지 않으면 장부의 에너지 손상으로 맥상에 남아 병변을 유지시킨다. 특히 중병에서는 이러한 칠정상의 극복이 필요한데, 그렇지 않으면 병인이 상존하여 재발될 수밖에 없는 상태가 된다. 이는 전통적인 칠정상(七情傷)의 개념과 동일하게 장부의 병변을 일으키는데, 슬픔과 좌절, 배신의 상처는 폐(肺)를 손상시키며, 스트레스 화는 심화(心火)로 염증적인 병을 만들고, 분노의 울화는 간담(肝膽)을 울체시키며, 사려과다의 고민과 갈등은 비위(脾胃)를 병들게 하고, 두려움과 근심 걱정은 신(腎) 하초기운을 울체시킨다.

4) 치료가 맥진에 미치는 영향

수술로써 근종이나 낭종, 종괴가 제거됨으로 건강상태가 호전되면, 맥상에서도 병변된 활현한 기운이 소실되거나 완연한 건강 맥으로 변한다. 오치로 말미암아 악화되면 맥상에서도 활현한 기운이 더욱 강해지고 주변 장기의 맥진상태까지 악영향을 주어 전체건강을 위태롭게 함을 알 수 있다.

단식, 생식, 해독요법은 활실(滑實)한 실증의 병증에 탁월한 효과를 보일 수 있는데, 장부의 실증인 담음이나 어혈, 적체가 해소 혹은 완화되기 때문이다. 하지만 허완의 맥진을 보이는 허증의 상태는 더욱 유약하게 만들어 병증을 악화시킬 수도 있다.

침, 한약의 치료가 유효하면 맥진상에서도 건강하고 화완(和緩)한 기운으로 호전되어지며, 치료가 무효인 경우는 그 상태의 맥진이 그대로 유지된다.

5) 맥진상 완실 무병의 특징

① 화완(和緩) 맥으로서 완실 무병하다.
② 병사가 없다.
③ 맥이 충실하여 상처를 받지 않고 상처받아도 쉽게 회복하여 정

상화된다.

타고난 회복력, 재생력이 맥상에서도 반영되어 나타난다.

3. 맥진을 통해 본 암에 관한 소견

1) 맥진상 암의 특징

① 암의 초기 병변은 화완(和緩)한 맥상(脈象)이 손상되면서 발생한다. 1기를 전후로 하여 대체로 삽(澁)하거나 규(虯)한 맥상을 보이면서 진행한다.

② 어느 부위나 어떤 종류의 암이든 기시(起始)를 두고서 발생한다. 대체로 기시는 하초(下焦)에 두고 있다. 그러므로 기시의 근본치료가 되지 않으면 재발은 필연적인 경우가 많다. 최근까지 '수술이면 끝이다'는 갑상선암에서도 수술 이후 그 주변 부위 및 다른 부위에 재발된 경우가 많다.

③ 손상을 일으키는 중요한 원인은 심상(心傷)에서 비롯된다.
암의 발생 원인이 칠정상(七情傷)에서 비롯되는데 이는 아주 강력한 상처를 받았을 때 발생하고 수년에 걸쳐서 발현된다. 아주 강력한 상처란 울분(鬱憤)과 분노(忿怒)가 상대방을 죽이고 싶게 밉거나 내가 죽을 정도로 마음의 상처를 크게 받은 것이다.
그 외에도 식이불량, 흡연, 음주 등으로 인해서 암이 발현되기도 하는데 10~20년 이상 장기간에 걸쳐서 발암으로 전변되는 것으로 보인다.

④ 손상된 맥진, 암맥은 치유되지 않으면 수년 이상 장기간 유지된다.

암은 장기간에 걸쳐서 진행되는 질병으로 병증의 맥진상태로 유지되다가 장기간에 걸쳐서 발현하는데, 어떤 촉발제에 의해서 앞당겨질 수는 있다. 칠정상이나 과로 등에 의해서 발생하며 병증상태의 회복이 이루어지기까지 상존한다.

또한 유전적인 병증이 유지되다가 강한 자극에 의해서 발암으로 전변되는 경우도 있는데, 20~30대 젊은 시기에 발현되는 암증의 많은 부분은 이와 연관되어 나타나는 것으로 추정된다.

⑤ 맥진상 암의 초기 발생 시에는 현대양방적인 검사상 잘 나타나지 않는데 이는 눈으로 보이지 않기 때문이다. 현대의 암 진단은 암 발생 수년 이후에나 가능한데, 현재 과학으로는 조기진단은 불가능한 경우가 많고 어렵다.

⑥ 맥진상 암의 치료는 상처받은 맥상의 극복과 회복이 이루어져야 한다. 그렇지 않으면 암 맥진의 상태는 지속되어 악화를 일으킨다.

⑦ 손상된 맥진의 병변은 일상적인 요법으로는 회복되지 않는다. 즉, 암은 일반적인 대증요법으로 낫기 어려운 난치의 질환이다.

⑧ 말기의 불치상태에 이르면 어떤 종류의 암이든 맥이 미약(微弱)해지고 절맥(絶脈)에 이르러간다. 어떤 방법으로도 절맥에 이르는 미약한 맥상을 살릴 수 없기 때문에 불치 맥이며 말기 암은 불치병이다.

⑨ 맥진은 암의 발현과 발생과정, 발생의 주요원인인 심상의 상태, 진행, 치료의 성과 유무, 치유가능성의 유무, 불치상태, 예후를 판별하게 해준다.

⑩ 그러므로 암증 맥진이 나타나기 이전에 치유하는 것이 상책이며,

암증 맥 초기상태일 때 치료해야 치유가 가능하다. 일정한 상태를 지나면 열에 아홉은 치유가 불가능하다.

2) 맥진의 암 진단 가능성과 한계

① 국소부위의 초기 암은 맥진으로 잘 나타나지 않는다. 설사 1기가 아니더라도 국소적이며 쉽게 회복할 수 있는 암증의 맥은 맥상 감지하기 어렵다. 하지만 전신성 이나 다른 기시부를 두고서 발생하는 암들이 대부분이기 때문에(암은 이런 의미에서 전신성 질환이다) 1기 전후의 암은 맥진상 판별할 수 있다. 이런 의미에서는 맥진을 통해서 현재 과학에서 1기 이상의 암만 보고 타 장기의 병증과 기시(起始) 부위를 놓쳐버리는 한계를 극복할 수 있는 대안이다.

② 진행되어 말기에 이른 경우, 그 장부의 맥은 무맥(無脈)과 같이 나타나 어느 장기의 암증인지 불투명해지는 경우가 많다. 즉, 말기 암의 경우는 장부 맥으로는 암의 유무를 알 수 없는 경우가 많아 병의 위중한 상태만 가늠할 뿐이다.

다시 말하면 말기의 불치에 접어든 경우에는 맥은 미약(微弱)한 경우가 대부분이고 어떤 장기의 맥은 무맥(無脈)이라서 기시(起始)와 전이(轉移)의 상태를 파악하기 어렵게 된다. 그저 말기 불치의 상태라는 것만 말할 수 있다.

■ 참고: 『외과정의(外科精義)』 등에 나타난 맥진(脈診)을 통한 종양진단

1) 맥진의 중요성

종양에서 맥진의 중요함을 말하였는데, "맥자 의지대업아(脈者 醫之 大業也)"라 하고 "진맥(眞麥)하지 않으면 어떻게 음양(陰陽), 용겁(勇怯), 혈기(血氣)의 취산(聚散)을 알 수 있겠는가? 창종(瘡腫)을 치료하는 데에 있어 진맥(診脈)의 도(道)는 빠뜨릴 수 없는 것이다"라고 하여 26맥의 창양(瘡瘍) 주병(主病)과 각 창종(瘡腫)의 맥진(脈診)을 자세히 논하였다.

2) 내부 종양의 진단 – 맥진(脈診)만으로 가능하다

과거 당시 암 진단기기는 전혀 없는 시대라서 내장(內臟)의 창(瘡)과 저(疽)의 진단할 방법을 설명하였는데 "장부(臟腑)와 장위(腸胃)에 창(瘡)과 저(疽)가 있다면 그 질환은 드러나지 않고 보이지도 않고 손으로도 만져지지 않기 때문에 지극히 진료(診療)가 어려우므로 이때에는 맥(脈)을 진단(診斷)함으로써만이 그에 대한 구별을 할 수 있다"라 하였다.

4. 맥진을 통한 환자의 진찰 사례

　-이하 맥진 사례 대부분은 졸저『임상맥진강좌입문』에서 재인용한다-

1) 소아질환 맥진

(1) 건강 양호한 소아의 맥진

　소아에서도 건강한 몸을 가진 경우에는 좌우 맥이 모두 건실하여 흐트러짐 없이 뚜렷하게 완(緩)하다. 화완맥(和緩脈), 완실(緩實)한 맥은 내장의 병사(病邪) 및 병증이 존재하지 않고 건강을 유지하는 것을 반영한다. 이런 아이들은 내장이 건실하여 감기나 알레르기를 잘 앓지 않고, 쉽게 병을 이기며 두뇌활동도 양호하여 학습능력 또한 우수하다. 다만 오늘날에는 소아가 건실한 몸과 기운을 갖는 경우는 드물다. 가정의 불건강성, 현대사회에서 받은 정신적인 스트레스와 불량한 식생활, 그리고 적절하지 못한 치료의 오남용으로 인해서 알레르기, 만성비염, 주의력 결핍 등 각종 질병에 노출되어 있다.

　【환자】 남, 10세
　【초진】 0*년 7월 28일
　【증상】
　별다른 증상 없이 건강상담차 내원
　[과거 치료력] 5년 전에 알레르기성 비염, 천식으로 6개월간 치료로 회복된 바 있다. 오늘 내원하였는데 그동안 특별한 증상이나 질병 없이 건강하게 지냈다고 한다.

【진단·병인】

소음인 수양체질맥에 화완(和緩)한 건강한 맥상으로 오장육부의 내장에 병증이 없는 건강 양호한 상태를 보여준다. O-Ring테스트상에서도 내장(간, 심, 폐, 위, 대장, 신 등)이 모두 양호한 상태이며 뇌력 및 뇌기능검사에서도 최상의 양호상태인데 아이의 학습능력 또한 상(上)으로 양호하다.

▷ 모친은 '큰아이를 강압적인 교육으로 실패한 이후 둘째부터는 아주 자유롭게 아이를 키워서 건강도 교육도 성공한 것이 아니냐' 한다. 운동을 즐겨하고 책읽기만 열중하는데 처음으로 이번 여름방학부터 영어학원에 보낸다고 한다. 이렇게 학업에 대한 스트레스가 거의 없는 상태도 건강성 유지에 한몫한 것으로 보인다. 이런 건강한 아이는 임상에서 찾아보기 어렵다. 1개월에 몇 명 정도에 불과하니 단 몇 %의 아이만이 적절한 건강상태를 유지한다고 본다.

【환자】 남, 5세

【초진】 0*년 3월 4일

【증상】

맞벌이 부부의 아이로 만성감기로 늘 고생하고 비실거리며 약을 상복하여 쇠약함이 심하다. 이렇게 하다간 큰 문제가 생길 것 같다고 하면서 할머니(50대 후반)가 보다 못해서 양육하겠다고 손자를 데려왔다.

【진단·병인】

망진상 눈의 촉기가 떨어진 상태와 기력부진이 확연하다. 맥 또한 소양인 맥세활삽(脈細滑澁)하여 허로상정(虛勞傷精) 상태가 심히 중(重)

하다. 소양인 처방 중 망음(亡陰)의 치료 보약을 처방하였다.

[치료기간] 그해 11월 1일까지 매월 1~3회 내원하여 상기처방 가미로 며칠 분씩 처방을 받았다. 증상은 만성적인 기침 감모와 비염 등의 상태였다. 맥이 완활(緩滑)하고 실(實)해져 내장기운도 충실하여 감기로부터 자유로워졌다.

[이후 상황] 4년 동안 간혹 가족들이 내원하여 살펴보면 의원 및 한의원을 거의 찾을 일 없이 건강하게 지낸다.

▷ 오랫동안 생활 관리의 미흡으로 불건강함이 노정되었으나 타고난 선천지기가 강건하여 회복되는 데 지장이 없었다. 완실(緩實)해진 맥과 기운은 특별한 외인(外因)이 없는 한, 그 상태를 유지하는 것을 볼 수 있다.

(2) 부모상황과 소아 맥진

【환자】 여, 12세
【초진】 0*년 10월 19일
【증상】
자주 복통 및 두통을 호소한다. 열이 자주 나기도 하며 심신의 불안정 상태라 내원

【진단·병인】
소양인 토양체질맥진에 강침안시 우측 2지 좌측 1, 3지 활부(滑浮)하며 조금 충(衝)한 기운이 있다. 신경과로 상태로 나타나며 O-Ring테

스트상 확연히 심장 및 뇌 부위의 에너지가 문제를 보인다. 약증은 식울(食鬱)의 치료처방에 심화(心火)를 다스리는 약을 가미하였다. 부모가 4년 전쯤 이혼하여 모친과 떨어져 살다가 최근 친모를 찾아 같이 몇 개월 생활하다가 다시 부친 집으로 왔는데, 정서적인 불안상태가 발생한 상황이다.

▷ 오늘날 이혼, 결손가정의 자녀가 많은데 그중에서 부적응에 의한 두통, 복통 등 심인성, 정서적 질환을 호소하는 경우가 있다.

☐ 부모의 병사(病邪)가 자녀에게 전달되는 경우나 자녀에게 강압하는 언어와 행동 습관, 자녀의 불건강한 생활습관이나 자세를 방치하는 경우가 있다. 이때는 고열, 감모, 만성비염, 알레르기 피부염(아토피), 주의력결핍(ADHD), 간질 등 질환이 발생되기도 한다. 중요 질환에 미치는 영향뿐만 아니라 부모의 생활양식과 자녀의 건강, 교육 부분의 세세하고 작은 영역까지 미치는 것을 볼 수 있다. 이처럼 약의 오남용과 정서·신경학적 문제에서도 부모의 영향은 지대하다.

(3) 약 복용의 문제

소아시기에 해수기침, 폐렴, 중이염, 축농증 등을 오랫동안 앓은 경우가 있다. 낫지 않은 원인은 선천적인 허약이나 부모와 가정환경에 대한 적응력이 미숙하여 발생하기도 한다. 그런데 부모의 미숙한 보육(양육)—예로 병원의 선택에서도 미숙함—에서도 나타난다. 적절하지 못한 치료는 아이의 건강회복을 방해하고 만성화시키는 주범이기도 하다. 오늘날 항생제를 비롯한 약의 오남용 피해는 여전히 심각하다.

그 가운데 어린이는 약물에 의한 몸의 반응을 스스로 잘 표현하지 못하여 드러나지 않기 때문에 피해를 입고 있다고 본다.

【환자】 남, 12개월

【초진】 0*년 5월 24일

【증상】

병원 전전자. 중이염으로 지난 1개월간 양방의원 치료 중이다. 지난번에도 감기, 기관지염 등으로 15일씩 2회에 걸쳐 입원 치료하였다. 멀리 있는 소아전문 병원에 이틀에 한 번 다니면서 택시요금 등으로 소요되는 비용 때문에 차라리 입원하는 것이 더 나을 것 같아서 그리하였다고 한다. 식성은 좋으나 간혹 안 먹을 때가 있다. 대변을 하루에 서너 번씩 자주 본다.

【진단·병인】

소양인 토양맥상 부활약(浮滑弱)한 허손(虛損), 병사는 패독산(敗毒散)증이나 활약(滑弱)한 허손된 음허(陰虛)증이 존재한다. 허약한 맥상은 향후 건강상태-만성적 질병노출-를 말해준다.

【환자】 남, 15개월

【초진】 0*년 5월 24일

【증상】

생후 100일 무렵 감기, 폐렴 등으로 7회 입원 경험. 현재는 천식으로 진행되었다며 2~3일에 한 번씩 병원을 전전하여 월 15일 이상 양약 복용 중이다.

【진단·병인】

병증은 맥허손 상태로 약(弱)하여 폐기허손증에 의한 실제 천식이라고 추정된다. 모친을 매개로 한 O-Ring테스트상 폐 > 기관지 및 내장기능의 쇠약함의 정도를 점검할 수 있다.

▷ 위 아이들의 맥상 및 O-Ring테스트상 모두 장기(위장, 간 등)의 허약함이 나타난다. 이제 돌이 지난 유아에게서 장기(臟器)의 허약함이 나타난 것이다. 허손된 건강 불량함을 해결하지 않고는 만성감모와 병의원에서 벗어나기 어렵겠다.

【환자】 남, 3세
【초진】 0*년 11월 18일
【증상】

① 만성감기치료자. 생후 100일 이전에 기관지염으로 1주일 입원, 이후 가래가 많다.
② 도한(盜汗), 양 발이 축축하고 베개도 그러하다.
③ 돌 이전부터 아토피증이 지속된다.

【진단·치료】

원인은 양약의 장복 이외에는 찾기 어렵다. 맥 부실(不實)하고 맥부정(脈不定)한 허로맥상 소양인 체질처방 6첩 투여

[12월 2일] 맥상 아직 생기회복이 덜 된 완활이약(緩滑而弱)한 상태이지만, 훨씬 낫다고 한다. 두한(頭汗), 족한증이 크게 개선되었다.

▷ 소아기－영유아기의 허손 상(虛損 傷)은 적절한 한약 복용으로 쉽게 회복됨을 알 수 있다. 다만 문제는 그 허손된 이유가 타고난 소인이거나 가정환경의 불건강성 때문이 아니라는 데 있다.

【환자】 여, 17세

【초진】 0*년 11월 22일

【증상】

만성 비염상태, 허약함을 회복하기 위해 보약을 짓고자 내원

【진단・치료】

안색이 초황흑(焦黃黑)하고 맥허완(脈虛緩)하여 선천적인 허약함이 확연하다. 소음인 망양증의 처방에 상황버섯가미 투여

【과거 치료력】

[5년 전 5월(초등 6년)] 만성비염, 천식으로 어려서부터 양약의 다용상태로 식사・소화・대소변의 불량, 야뇨증, 안색(顏色)이 초흑(焦黑) 맥허(脈虛) 중허(-5) 망양말증의 마지막 처방으로 위중자. 침 시술 병행하여 7월 19일까지 치료로 다소 호전 중에 치료를 받지 않았다.

[3년 전 2월] 수양 허로 맥상. 성장과정에서 자연적인 회복으로 망양 초증의 처방까지 회복－생리불순이 심하고 양이 극소량이라고 하여 내원, 만성비염(항상), 수족냉증, 간혹 두통, 두풍・현훈증, 맥미약(脈微弱)－아침 양치질할 때 냄새가 올라온다.

【현재】

만성 중허자, 자연회복과정에서 건강상태가 2단계로 상승하였으나

아직 미진한 건강 정도와 조건을 가지고 있다. 몸과 뇌기능도 그러하니 공부와 성적도 그에 비례한다. 만성적인 허약자로 성장할 가능성이 높다.

【소견】

소아 감기와 양약에 따른 맥상의 변화

소아 감기 등으로 양약[아마도 항생제, 해열제 위주]을 장복(長服)할 경우에는 맥이 부실(不實)해진다. 그만큼 내장(內藏: 오장육부(五臟六腑))의 생명력 에너지[정기]가 쇠약해짐을 의미한다. 안색, 즉 얼굴빛은 그다음이다. 물론 감기 초기의 부실(浮實)한 맥상이 양약, 주사제 등으로 치료되기도 하지만 장복할 경우 부허활(浮虛滑)하게 되거나 부(浮)맥이 약(弱)해져 사라지는 경우도 있다. 그만큼 생기(生氣)에 손상을 준다고 볼 수 있다. 다만 쉽게 허약(虛弱)해진 상태와 맥상은 자연회복 혹은 적절한 한약복용으로 회복된다. 그럼에도 불구하고 장기간 복용으로 내장의 기운을 훼손하면 불량한 상태의 몸과 맥상은 고착되어 건강단계 및 면역기능의 저하를 가져와 허손상태와 만성감기 상태에 머무르기 쉽다. 신정(腎精)의 훼손은 신장(身長) 및 장기(臟器)의 성장과 발육의 활동을 제약한다. 소아 만성감모, 알레르기, 백혈병, 혈액 암, 악성빈혈과 중고생의 생리불순, 학습장애, 정서불안, 장년의 불임, 정신의식의 불순이나 장애 등에 이르기까지 악영향을 미친다. 아이의 자각적인 증상에 대한 표현력이 미흡하여 부모가 약의 부작용을 잘 알지 못하지만, 맥과 안색을 살펴보면 쉽게 알 수 있다. 어린 시기의 건강상태는 청장년의 질병 발생과 장수(長壽) 가능성과의 밀접한 연관이 있는데 훼손된 상황을 보면 심히 안타깝다. 대체로 현명하지 못한 부모는 약의 치료를 절대적으로 신뢰할 뿐 아니라 오남용(誤濫用)한다. 의사의 책임만이 아니다.

【환자】 여, 13세

【초진】 0*년 1월 14일

【증상】

어려서 태열로부터 시작되어 초등 2~3학년 때에는 오랫동안 병원 치료를 받았다. 좋아졌으나 다시 악화되어 현재 목, 얼굴, 팔꿈치 부위에 피부발진이 심하다(현대의 아토피증).

【진단·치료】

[진맥] 맥상 불량한 불충불순한 좌우맥상(부정삽(不定澁))과 복진에서도 맥진상황을 보여주듯 좌측 복부(특히 하복부)의 경결은 난해하고 완고한 상태였다. 치료과정에서 무엇보다 의식(意識)이 낮아서 부정직한 에너지가 흡수되고, 뇌기능이 저하되고 불순하여 예후는 불확실한 상태였다.

[1차 치료] 3월 11일까지 30회 내원하여 7회 내원 시(1월 28일) 소양감 30% 감소하는 등 초기 성과는 훌륭하였다. 하지만 여전히 하복부의 울체된 상태가 유지되고 의식 또한 낮은 상태로 지속되었다.

[2차 치료] 이후 간간히 내원하였지만 금일(10월 19일)까지 총 23회로 꾸준히 치료에 응하였다. 약은 혈열, 혈독상태의 치료약을 투여하였다. 부모 상담 시 부녀(父女)간 갈등이 심한 것을 알 수 있었다. 아이가 부친의 형세를 그대로 닮고 있었는데 매우 낮은 의식을 공유하고 있어 보였다. 맥은 활완(滑緩)하게 호전되어 내장의 병증은 개선, 완실해졌다.

【상담】

[어머니 상담] 어젯밤은 부녀간 마찰로 아빠가 예전 같으면 매를 들었을 것인데 화를 참느라고 씩씩대며 잠을 설쳤다고 한다. 아이가 오래전부터 행동이 느려서 아침 세수, 밥 먹기 등 모든 일에 몇 번씩 말을 해야 행동하는데 매번 야단을 쳐도 잘 듣지 않아서 어찌할 바를 모른다고 한다. 느린 행동과 나태한 생활습관을 고치기가 어렵다고 한다.

생활습관의 변화는 의식의 낮은 상태에서는 상승하는 경험이 없이는 어려운 일이다. 아토피 치료에서도 치유되는 일 또한 그러하다. 낮은 의식수준 차원에서는 불건강한 에너지의 파장(병사(病邪))을 받아 흡수한다.

□ 아토피가 난치(難治)인 이유는?

모든 아토피 환자가 난치는 아니지만 치료가 어려운 경우가 있다. 피부과 의사나 아토피 전문 한의사도 보통은 아토피를 불치병이라고 여기며, 단지 관리의 대상이라고 말하는데 이는 타당한 견해이다. 왜냐하면 의학적인 치료, 한의학적 침 및 약물 등을 통해서 개선될 수 있는 한계선이 존재하기 때문이다. 정확한 진단을 하여도 그렇다. 그 이유는 뇌↔마음(심)↔(신경)호르몬계(혹은 경락체계)↔피부(일관된 체계)의 밀접한 상관관계와 더불어 그 환자에게 지대한 영향을 미치는 주변 사람이나 그 환자 스스로 지어내는 반응(병-아토피)이 치료법 성과의 가능성 '안'이 아니라 그 '밖'에 있기 때문이다. 그만큼 그 환자의 창조(병)가 크고 치료 중에도 병발(病發)하며 지속되고 있기 때문에 난치라고 할 수 있다(의학적인 치료성과의 '안'에 있을 때, 치료 가능성이 있다).

다만 침 및 한약치료가 탁월한 것은 그 발생기전인 발생 기시부에서 신경, 혈액, 경락 등의 계통을 따라 전달되어 병소(病所)에서 발현되는 신경혈액－조직의 전 과정의 문제, 반응되는 에너지와 병사를 남김없이 다스릴 수 있기 때문이다.

(4) 정서 및 정신신경의 장애

몇몇 보고서에 따르면 '초·중·고생의 30% 정도가 정서 및 정신장애 상태'라고 한다. 이런 심각하고 충격적인 보고가 있기 이전인 지난 1998년 IMF 이후에도 임상에서는 쉽게 느낄 수 있었다. 급격한 사회불안과 인터넷 발달, 교육환경의 불안정, 약물의 오남용 등에 의해서 오늘날 우리 어린이들의 정신과 마음이 불건강해지고 사악해짐을 느낀다. 모두 기성세대의 잘못이다. 특히 교육(敎育)과 양식(良識)이 붕괴되면서 부정(不正)한 사회풍토가 폭발하다시피 만연되어 어린아이들은 정상(正常)이 무엇인지를 알지 못하고 자라는 듯하다.

【환자】 남, 12세

【초진】 0*년 2월 13일

【증상】

① 흉비(胸痞), 숨쉬기가 답답한 지는 1년 이상이 되었는데 낮에도 소리가 날 정도로 이빨을 갈고 진찰 중에도 이를 갈고 있다.

② 천면(淺眠), 야경(夜驚)증으로 자다가 놀라서 일어나기를 수년째 지속 중이다.

【진단·병인】

소음인, 맥상 상충(上衝) 현활(弦滑)맥으로 정신적인 과(過)긴장 상태가 유지 중이다. 뇌 활성도가 최고의 상태로 유지, 예후는 정신신경장애의 지속과 간질의 가능성도 있으나 아직은 의지가 강하여 정신통합 능력은 있어 보인다. 무엇보다 맥과 검사상 주변 환경 인자에 대한 과(過)한 상태를 유지하고 있다.

▷ 대부분 신경정신증상을 앓은 아이들이 그러하듯 부모의 환경이 주된 원인으로 보이며 거부반응이 심하여 침 시술 중에도 이를 가는 등 부모의 환경이 얼마나 중요한지 보여준다. 자녀의 욕구불만을 해소하지 않으면 정서불안과 성격장애가 완고해져 정신적으로 불건강한 성인으로 성장할 수 있다.

(5) 소아 허약아

대체로 선천지기 허약은 5세 이전, 그리고 11~15세 전후의 사춘기 기간을 지날 때까지 어느 정도 자연히 회복되는 경향을 볼 수 있다. 약증도, 병증도 크게 개선되기도 한다.

【환자】 여, 9세
【초진】 0*년 12월 17일
【증상】 92.9cm, 12.4kg
① 성장문제 - 나이에 비해서 키가 크지 않고 있어 내원
② 허약(虛弱) - 부모가 보기에도 허약하게 보임

【진단 · 병인】

소음인 수양체질 이허한증(裏虛寒症). 맥세완약(脈細緩弱)의 선천지기 허약자인데 성장과정에서 자연스럽게 회복하는 것으로 보인다. 그러함에도 불구하고 허리부위 요추에 후만상태가 있고 자연회복 중인 상태이다. 약증은 승양익기탕가미증으로 기혈허손의 상태이다.

▷ 기혈의 부족은 맥완약(脈緩弱)으로 음식섭취의 불량 이외에도 내장(오장육부)의 생명활동 능력이 충실하지 못한 상황에서 발생하는 현상이다. 기혈부족으로 성장이 충실하지 못하고 대외적인 생명활동의 능력에서 충실하지 못한 상황을 만들어낸다.

【환자】 여, 5세
【초진】 0*년 11월 3일
【증상】

선천적 허약체질로 추정. 지난 9월 이후 감기 지속, 수족구 및 장염을 앓음. 자주 몸이 아프다고 한다. 지난 8월 이후 소변 빈삭 및 야뇨증, 방학 이후 어린이집 가면서 다시 시작, 소변 검사상 이상은 없다.

【진단 · 병인】

소음인 수양맥진 완활한 허로 맥 승양익기(升陽益氣)의 보약 10첩 증류
[11/15] 몸이 아프다는 호소는 소실. 비염 및 기침 상동 10첩
[11/25] 맥상 활유여맥, 상동 가미 10첩
[12/14] 소변 빈삭과 야뇨증은 소실. 완약한 맥상-선천지기의 회복은 아직 어려운 듯하다.

【환자】 남 10세

【초진】 0*년 10월 8일

【증상】

허약해서 내원. 피곤하면 하루 12～14시간 잠을 잔다. 그래야 잘
지낸다. 어려서 감기, 중이염을 많이 앓았다.

【진단 · 병인】

소음인 맥세완(脈細緩) (약) 승양익기(升陽益氣)의 보약 투여

▷ 잠이 많은 이유는 대체로 기력부진의 허약한 상태이므로 잠을
통해서 휴식을 취하고 떨어진 기운을 채우려는 생리적 반응이다. 표
면적인 생명에너지의 부족함에서 나타나거나 선천지기의 허약함에
도 연유한다. 어린이의 경우에는 강한 긴장성을 오래 유지하기 힘들
기 때문에 허약으로 인해 잠이 많은 편이다. 성인은 긴장성이 있어
허약해도 반드시 잠이 많은 것은 아니다. 어떤 아이는 등하굣길에 오
가다 힘들어서 길거리에 쪼그려 앉아 잠을 자고 오는 경우도 있다.
기허탈, 망양증 등의 허로상태일 때 그러하다. 허로상태를 해소하면
잠이 줄어들어 정상화된다.

[덧붙여] 선천지기의 허약함은 뇌 활동에도 영향을 주어 학습능력
에도 부정적인 영향을 미치는 경향이 있다. 물론 선천지기의 허약, 품
수부족상태에서도 뇌의 역량이 어느 정도 뛰어나게 태어날 수도 있
으며, 반대로 오장육부의 기운이 강건함에도 불구하고 뇌의 정신역량
이 조금 떨어지는 경우도 있다. 하지만 전체적인 측면에서 볼 때 육

체적인 건강함, 선천지기의 충실함은 정신적 건강함과 학습능력에 긍정적인 영향을 준다. 최고의 성적을 유지하는 우등생들은 건강한 육체를 필요로 하며, 육체적인 건강저하는 곧잘 학습의 저하를 초래하기 쉽다. 특히 뇌의 에너지 부족은 학습저하를 가져온다.

【환자】 여, 5세

【초진】 0*년 7월 18일

【증상】

이식체(易食滯), 식소(食少), 야뇨증(夜尿症)을 호소하는데 눈빛의 흐트러짐. 눈빛은 진기(眞氣)의 허손상태로 선천허약함의 치료를 권유하니 모친은 선천적인 문제를 부인(否認)한다.

【치료과정】

[7월 25일] 식사는 호전. 거의 걸을 때마다 오른발이 힘이 없어 잘 걷지 못하고 넘어져 무엇인가 잡고 있어야 선다는 상황을 이제야 인정하고 얘기한다. 재활의학과 검사상 원인불명이다.

[11월 15일] 4회째 내원 중, 6~10첩씩 처방함. 정상적으로 눈동자의 기운이 모아졌고 이제 다리에 힘이 들어가 서고 걷는 데 양호해지고 말수도 늘어났음. 정상적으로 학업을 할 수 있을 것으로 추정된다. 치료 종결.

【소견】

발달이 늦은 아이가 어린 시기(6세 이하)에 적절히 치료를 한다면 쉽게 회복되는 것을 볼 수 있다. 회복의 가능성은 미리 예측하기 어려우나 치료를 해서 맥상 장부(臟腑)기능이 정상화되고 맥이 완실해지는 상황에서 그 회복의 한계점을 알 수 있다.

□ 소아와 오연(五軟)증

오연(五軟)증은 선천적인 허약으로 인한 발달장애로 그 증상은 목을 가누지 못하고 걸음걸이가 늦거나 언어의 습득 장애를 갖는 것이 주이다. 한의학에서는 허손(虛損)의 한 형태로 보고 보법(補法)을 주로 사용하였는데 장부의 허약상태이므로 보법은 확실하고 타당한 방법이라고 본다. 유전적 한계에서 비롯되지만 적절한 치료로 일정한 수준까지는 회복됨을 볼 수 있다. 다만 진단의 정확성과 적절한 치료가 필요하다.

(6) 15세 두 남자 아이의 심신상태

【환자】 남, 15세

【초진】 0*년 2월 7일

【증상】

① 성장문제 및 아토피, 식욕이 없다(부모는 맞벌이로 고교생 누나와 내원).

② 정신을 한 군데 두지 못하고 시선을 이리저리 돌리며 눈을 마주치지 못한다. 묻는 말에 제대로 대답하지 못하며 정신을 여기에 두지 못한다. 매일 5~6시간 이상 PC게임을 한다.

【진단·병인】

본래는 양호한 뇌기능을 가진 것처럼 보이나 게임중독으로 인해

온전한 정신을 잃어가고 있어 눈빛이 흐트러진 상태이다. 소음인 수양체질에 좌우 맥 중침안시에 부활(浮滑)하며 상기(上氣)되어 있고 허(虛)한 상정(傷精)상태를 유지한다.

【환자】　남, 15세

【초진】　0*년 2월 7일

【증상】

매년 1～2회 내원하는데, 이번에는 방학 중 공부로 인한 피로로 내원

【진단·병인】

소음인 맥 세완(細緩)하며 조금 약한 상태이며 부모는 자녀의 공부에 대한 관심이 높다.

▷ 비교고찰

① 한 아이는 부모가 맞벌이로 인해서 자유분방한 활동에, 게임중독 상태로 주의력과 현실 판단능력이 극히 저하된 상태이다. 아마도 포르노 중독도 있어 정신기능 이상과 정허(精虛)한 상태이다.

② 다른 아이는 공부에 열중하고 대체로 건강한 상태를 유지하는데 부모의 배려와 관심이 위의 아이와 다르다. 다만 자신의 의도대로 하는 일인지 모르는 상황이라서 무엇이 자녀 양육의 정답이라고는 판단하기 어렵다.

(7) 정성으로도 건강 회복이 가능하다

【환자】 여, 6세

【초진】 0*년 12월 12일

【증상】

간혹 배가 아프고 몸이 쑤신다고 한다. 잘 먹지 않는데 우유를 먹어도 그렇다. 진찰이 다 끝나니 부모 없이 할머니가 양육하며 어려서는 경기를 하였는데 이제는 그렇지 않다고 한다.

【진단ㆍ병인】

의지 강건한데 맥진, 복진 등으로 복통의 어떤 기질적인 원인을 찾을 수 없다. 맥은 조금 세완(細緩: 조금 弱)한데 이는 복용 중인 약독의 후유증일 정도일 뿐 대체로 양호하며, 병인은 단지 심리적인 원인이다. 약을 투여할 기질적인 상태는 아니지만, 호소증상이 있어 약은 6첩 증류 투여

▷ 아이의 상태는 타고난 기운도 왕성하여서 그러하겠지만 할머니의 정성으로 건강이 회복 중인 상태라 보겠다. 부모가 아닌 다른 사람이라도 양육하기 나름이라는 생각이다. 심지어 외국으로 입양된 우리 장애아들이 적어도 밖으로 보기에는 우리나라보다 훨씬 더 건강하고 밝게 자라는 것을 볼 수 있다.

(8) 문제는 성장이 아닌 학습장애 - 정신력의 하향

【환자】 여, 19세

【초진】 0*년 1월 12일

【증상】 147.9cm, 52.6kg

성장저하로 2003년도에 대학병원에서 검사를 받았는데 성장판이 닫혀 더 이상 성장이 불가능하다고 하였다. 소아전문 한의원에서 1년 동안 치료하였으나 차도가 전혀 없자 다시 고향에서 체질 치료한다는 대체요법을 받아도 무소용이라며 소개로 내원

【진단·병인】

소양인 토양체질로 활현(滑弦)맥은 긴장과 억울된 상태를 나타낸다. 원인은 어려서부터 환경의 악영향으로 신기억울(腎氣抑鬱)되어 뇌 및 학습능력의 저하가 있어 보인다. 더 중요한 것은 정신저하 상태라서, 모친에게 '다른 불편함이나 불건강한 상태가 없는가'를 거듭 되물으니, 한참 후에야 '정신력 및 학습능력의 저하상태'를 인정한다.

【소견】

① 성장은 이미 멈춘 상태라서 향후 가능성은 거의 없다.

② 정신이 심히 억울된 상태를 신기억울(腎氣抑鬱)이라고 했을 때, 이로 인해서 신장 - 대뇌의 활동기운이 원활하지 않아서 성장장애를 초래하였다. 지금도 하초 자궁 - 대장부위가 비습(肥濕)하고 경만(硬滿)된 상태를 보인다. 중등도의 심하비경(心下痞硬)한 상태도 있다. 정신적인 억울로 인해 학습저하의 뇌기능 쇠진상

태가 나타나고 어려서부터 지진아(遲進兒)였음을 알 수 있다. 대체로 이러할 때는 식생활이 불량하며 비습(肥濕)한 상태를 유지하기 쉽다.

* 어머니는 시댁과 갈등상황을 유지하고 있다. 말마다 더듬는 언어상태는 오래된 저항을 의미한다. 부모가 주변과 갈등하는 상황임을 아이의 모습으로 알 수 있다. 아이가 살아갈 인생에 보호자로서 가장 먼저 해결해야 할 중요한 부분이 무엇인지 깨닫지 못하는 듯하다. 아이의 향후 삶을 위해서 정신영역의 개선이 요구되는데도 불구하고 치료 불가능한 성장장애로 1~2년 동안 소중한 시간과 재산을 허비하는 것은 실패하는 삶의 운영방식을 보여준다.

(9) 청소년에게 나타나는 중증상태

【환자】 남, 15세
【초진】 0*년 3월 13일
【증상】
수족냉증, 발가락 2절지 하단이 동상처럼 새하얗게 찬 느낌의 색으로 되었다.

【치료력】
3년 전에 수족냉증, 차멀미, 식욕부진, 만성감기로(초등 6학년) 세 활맥의 소음인 망양의 보약 처방 투여자

【진단・병인】

소음인 좌측 척맥이 미약(微弱)한 망양(亡陽) 초증(初症)으로 승양익기탕 가미 처방. 뇌-내장의 저하로 인해 과거 3년 이전보다 더 병약해진 상태, 기 허탈로 인한 혈액순환저하, 수족냉증상태인데 이는 방학 중 하루 최소 4시간 이상 PC게임을 하고 개학 이후에도 1시간 이상 게임을 한 것과 연관된다. 부모가 'PC를 금하게 하려고 어떤 말을 해도 듣지 않는다'고 아버지는 언성을 높이며 말한다.

▷ PC게임으로 정신불량상태와 육체적 쇠약의 문제가 노정되는 한 사례이다.

2) 성인 환자의 맥진

(1) 지방간(脂肪肝)

【환자】 남, 44세
【초진】 0*년 11월 5일
【증상】
별다른 증상 없이 내원 ① 기력저하(최근 3개월 전부터) ② 오후 상열감(上熱感) ③ 수족 간혹 저림 ④ 견배부(肩背部)의 무거움

【진단・병인】
소음인 수양체질맥상 좌우 맥이 모두 완활(緩滑) 맥으로 완연히 담음(痰飮)의 정체로 누적된 상태라서 불문진단으로 '지방간, 콜레스테

롤증, 고지혈증의 진행이 우려된다'고 하니 ⇒ 양방에서 지방간(脂肪肝)을 진단받고 3년째 지속상태라고 한다.

▷ 담음 정체의 원인은 평소 식생활에서 잦은 음주와 외식과다 및 운동부족으로 발생되었다. 이러한 담음성 원인으로 발생되는 지방간 증에 활완(滑緩), 활실(滑實)한 맥상이 보인다. 좌우 맥에 모두 그러기 쉽고, 특히 좌측의 2지에서 3지로(혹은 1지 상부로) 중침시에 유독 그런 경향이 있다. 소음인은 비소(脾小)하여 일반적으로 과식하지 않는 경향상 좀처럼 지방간이 발병하지 않지만 지방간이 발병했으니 과음, 운동부족이 주인(主因)이라고 보겠다. 다른 간질환보다 지방간은 맥진상 찾기 쉽다.

【환자】 남, 49세
【초진】 0*년 3월 2일
【진단·병인】

소음인 수양체질 맥에 활실(滑實) 유여하다. 활실한 기운은 담음의 정체가 심한 내장상태를 말해준다. '이 상태로 진행되면 지방간이 될 수 있다'고 하니 지난번에 양방에서 '지방간을 진단받은 후 간의 비대상태'라 한다. 맥상으로 보아 아직 여전히 진행 중을 의미한다. 수년 전 몸무게가 61kg 상태에서 의도적으로 돼지고기 등 육식을 하다 보니 복부의 비대와 체중이 10kg 증가하였고 지방간이 발생하는 등 불편하다고 한다. 스스로는 육식을 거부하나 부인이 몸이 약하니 육식 등으로 잘 먹어야 한다고 주장한다. 과식과 육식으로 인한 병증이다.

(2) 간암 추정의 진맥

【환자】 여, 29세

【초진】 0*년 10월 27일

【증상】

지난달 말부터 특별한 이유 없이 요둔부(腰臀部)의 동통으로 내원

【진단·병인】

식사, 소화, 대소변은 양호한데 소양인 토양체질로 병중(病重). 좌우 맥 불순(不順), 우측 2지 > 3지, 강침안시 2지 유근하나 활(滑)하면서 현(弦)한데 부실(不實)한 상태. 아직 삽맥(澁脈)은 아니지만 그 이전 상태. 맥상 우측은 2, 3지 위주로 촉지, 1, 2지 부현(浮弦)한 상태. 중안시 촉지(병중(病重)), 강침안시는 2지가 잘 촉지되지는 않지만 좌우 맥의 비위 및 간 맥에서 병변이 확연한 맥진상태이다. 복진상에도 보니 적취(積聚)의 전조(前兆)상태로 경만(硬滿)하며 간암 말기의 이전단계로 보인다. 선천적인 원인도 분명하게 있어 보이며, 그동안 방치된 생활 또한 주된 원인이라고 보겠다.

[상담] 병중(病重)하여 '가볍지 않은 상태이니 반드시 나을 때까지 치료받기'를 당부하고 남편과 상담을 권유하였다. '간 기능이 좋지 않다'고 하니, B형 간염이라고 한다. 부계(父系)로 조부모, 고모와 아버지가 모두 간암으로 사망했으며, 자신(첫째)과 둘째만 간염을 앓는다고 한다. 현재 3~4개월 단위로 정기검진 중인데 지난 7월경 간 기능(혈액)검사 및 초음파 검사상 양호하다는 판정을 받았다고 한다.

[예후] 1~2년 이내에 발현되어 양방진단으로 나타날 상황이라고

여겨지며 그때는 더욱 위중한 상태라 예후가 걱정스럽다. 지금은 단순한 상태로 내원하였고 병원 진찰상 양호하였지만, 간(肝)의 위중한 상태가 보인다. 이런 경우는 불과 1년 이내에 진단되고 사망한 경험이 몇 사례가 있다.

(3) 만성두통자의 진맥 소견

【환자】 여, 42세

【초진】 0*년 5월 20일

【증상】

두통이 만성적으로 지속, 이로 인해 진통제를 상복하여 왔다.

【병인 · 진단】

토양 맥상 우측 1,2/2/2지 세긴(細緊). 좌측 1지 세약(細弱)하고 3지 세활(細滑). 이로 보아 좌우 1지의 세약한 것은 심폐기허(心肺氣虛)의 상태로 보심폐(補心肺)가 필요하다. 3지의 세약(細弱)과 촉지된 활맥상은 진액부족(늑음허)으로 보음(補陰)이 요구되며 우1, 2지로 긴맥(緊脈)상은 두통의 표면적인 원인인 심화(心火)가 드러난 것으로 산화(散火)의 처방이 필요하였다.

생활 건강법의 제안은

① 심폐기운의 활성화를 위해서 꾸준하고 규칙적인 운동이 필요한데 기음(氣陰)의 부족상태라서 과로(過勞)는 해(害)가 되므로 당분간 금물이며 가벼운 운동을 해야 한다.

② 식생활에서 보음(補陰)의 보조로 나물류 · 해조류를 적극 섭취할

필요가 있다.

③ 집 밖의 취미생활을 실천하여 심화(心火) 스트레스를 해소하는
방안이 필요하다.

약은 위와 합일된 처방으로 육미지황탕 변방에 지모·황백가 황련·
우방자, 동충하초 등 가미

(4) 만성요통

□ 한방을 찾은 통증환자 중에 1순위는 허리 아픔을 호소하는 요통
(腰痛) 환자이다. 허리 통증을 『동의보감(東醫寶鑑)』에서는 원인에 따
라 열 가지로 나누었는데 지금도 그 견해의 타당성이 임상에서 느껴
진다. 대표 원인은 신허(腎虛), 그다음은 담음(痰飮)이다. 오늘날은 신
허(腎虛)와 담음(痰飮), 한습(寒濕) 등이 겸하여 있는 경우가 적지 않다.
그런데 신허(腎虛)하거나 담음(痰飮)이 정체된 상태에서도 통증을 느
끼지 못하는 경우도 있다. 예를 들면 퇴행성디스크나 협착 등의 기질
적인 병인이 있어도 별다른 통증 없이 보내는 경우와 같다. 통증은
객관적인 소인도 중요하지만 그 사람의 주변상황과 연관되어 자신의
생각과 믿음에 의해서 느끼는 주관성이 강하게 작용하기 때문이다.

【환자】 여, 57세

【초진】 0*년 2월 6일

【증상】

① 주 호소 증상은 단지 오래 앉아 있거나 일어날 때 허리가 당기
   고 아프다는 것

② 좌측 위주의 견비통

[병력] 지난 3년간 병원을 전전하였는데 외과, 통증클리닉, 척추전
문병원, 한의원, 한약방 등을 다녔다. 검사상 원인불명이라고 하였고,
이제 마지막이라는 심정으로 여기를 소개받아서 찾아왔다고 한다.

【진단 · 병인】

태음인 목양체질 맥활완(脈滑緩)한데 요부[좌우 3지 척맥의 강침안
시]의 강력한 통증의 원인이 될 수 있는 현긴(弦緊)한 실증맥이나 삽
규(澁芤)의 부실한 허증 맥상은 없다. 15년 전 이혼 후 독신으로 지낸
다. 불충분한 정화로 누적된 심리적 문제가 주요인이 되어서 기요통
(氣腰痛), 그리고 약간의 순환장애로 인한 담음성 요통을 일으키는 상
황으로 보인다. 의욕감퇴와 이로 인한 운동부족으로 요추가 약간 전
만(前彎)되어 있다. 통증은 운동요법으로도 해결될 수 있고 침 시술로
일정한 효과(우선은 불편함 소실)가 있겠지만 재발가능성이 높은 상
황이다. 침 시술 위주로 1주일 이내에 호전되어 보인다(이후 그리됨).

▷ '운동 이후 통증에서 해방되었다'고 하는 경우가 이런 사례이다.
요통은 좌우측 3지 척맥의 침안시(沈按時)에 활현(滑弦), 현긴(弦緊), 유
실(有實), 삽규(澁芤) 등의 맥상이 촉지되며 요부의 불편한 상태의 유

무를 확인할 수 있다. 맥은 그 부위의 병증을 반영하는 맥상으로 발현하기 때문이다.

(5) 전신통(全身痛)의 원인과 맥진

【환자】 여, 70세

【초진】 0*년 11월 9일

【증상】

① 삭신통, 무엇보다 허리가 빠질 듯 아프다. 좌측 요각통증이 '뻑적지근하게 아프고 누우면 떨어질듯 아프다', '어깨, 목, 등, 다리 전신이 다 아프다'고 호소하는데 현재 주 1회 외과에서 주사치료 중이다.

② 식욕은 보통이며 진맥상 장(腸)이 안 좋아 물으니 소화불량한데 올 초부터 복통이 간간히 있다. 소변은 야뇨증 1일 2회. 혹 불리(不利)로 시원하지 않다.

【진단·병인】

형상은 토양인이나 맥진상 마치 수양처럼 좌우3지 활현(滑弦)하다. 부활(浮滑)한 맥은 미흡하여 하초의 대장 > 신·방광의 병증이 중(重)함을 알 수 있다. 우2지의 미약함은 병중 함을 의미한다 [암증발현의 단계 유지자].

▷ 농부 중에 이러한 전신통과 야간의 수면장애를 동반하는 통증을 유지하는 경우를 본다. 위중한 난치성 통증으로 내장병증이 존재

하여 발생되는 경향이 많고, 어떤 경우에는 암증(癌證)이 진행되는 경우도 있다. 대체로 일반적인 치료로는 무의미한데도 진통제 계통의 양약을 상습적으로 복용하는 경우가 있다.

【전신통증의 원인에 대한소견】

임상에서 쉽게 볼 수 있는 전신통, 한성역절풍의 원인은 첫째, 담음정체에 따른 혈독(血毒)·혈열(血熱)에서 비롯되거나[불내외인], 둘째, 노화현상과 유관한 기혈부족 및 훼손상태[내인]의 소치, 그리고 풍한의 육음(六淫)이 유지[외인]될 때이다.

① 담음정체(痰飮停滯)란 불량한 식생활 유지, 스트레스로 유해한 호르몬이 분비되어 세포가 병든 것, 혈중의 노폐물 등이 과다한 것을 말한다. 이로 인해서 혈액성분과 기운이 병변(病變)을 일으키며 대체로 열증(熱症)의 병사(病邪: 독소)를 일으켜 전신을 순행하면서 조직세포와 신경에 좋지 않은 자극을 주어 전신통증을 유발한다.

② 기혈의 부족과 훼손은 내장허손과 혈중의 영분(營分)과 위분(衛分: 위기(衛氣))의 쇠약 및 부족으로 인해서 허한(虛寒)성 통증을 유발한다. 산후 및 갱년기나 노년기의 통증인데 이런 상황이 심화된 상황은 노화성 (말기) 암환자의 통증이다.

③ 정신과 마음이 크게 억울된 상태로 심기가 울체되면 전신 기혈의 울체를 가져와 병발한다. 다시 말해서 만성적인 심기울체(心氣鬱滯), 신경장애자에게서 전신의 불량함으로 인한 전신통증이 나타날 수 있다. 또한 신경성 환자를 포함하여 정신과 마음이 한곳에만 예민하게 집중되면 기혈의 흐름이 울체되어 통증

을 유발한다. [불통즉통(不通則痛)]

④ 상한(傷寒) 감모(感冒)의 병사가 심하거나 전신성일 때, 전신통증이 나타난다. 또한 허로(虛勞)상태에서 풍한사(風寒邪)가 침입하여 나가지 않고 있을 때 흔히 통증을 유발한다. 이는 위의 어떤 환자보다 원인의 불명으로 병원을 전전하는 만성적 통증환자에게도 많이 발생한다. 산후풍(産後風)이나 노화성을 겸한 경우일 때도 마찬가지이다.

(6) 상지비증(上肢痺症)

□ 상지(上肢)의 마목(痲木)이나 저림[비증(痺症)]의 원인은 선천적 구조가 원인이거나 자세불량 등으로 인한 경추디스크 이상, 어깨 주변 관절 및 근육의 병소 때문에 발생한다. 이로 인해 상지의 2차적인 신경순환장애, 상지 혈액순환의 장애가 발생한다. 또 신경과로(↑)에 따른 신경쇠약(↘) 상황에서 발생하는 척추신경호르몬의 순환장애, 심한 경우는 뇌의 기질적인 이상(중풍 및 전조증) 등으로 보기도 한다.

그중에서 신경과로로 인한 에너지 소모에 의해 뇌-척추신경호르몬이 부족하고 불순한 흐름으로 인해서 발생되는 경우가 종종 있다. 맥은 허(虛), 부실(不實), 세약(細弱)한 흐름을 나타낸다.

【환자】 여, 45세

【초진】 0*년 11월 21일

【증상】

① 1개월 전부터 다시 우수비(右手痺)증, 현재 golf를 한 이후로 과

로해서인지 2년째 시작시지(時作時止) 때때로 저리다.

② 체력이 저하되어 운동 중 허탈감이 있고 이후 피곤

③ 침 시술 이후 물으니 그때서야 우협하통이 있는데 골프운동 때
문인가 하고 병원에서 검사를 하였는데 이상 없어서 단순 염좌
로 추정하였다. 그러나 폐가 상했다 하며 다시 물으니 감기기운
이 1개월째 지속되고 있었다. 그러나 감기가 아니라 폐병으로
인한 소인이다.

【진단·병인】

토양인 우측 2, 3지 세세(細細) 우리하고 좌측1, 3지 세현(細弦)한데
충실하지 못하다. 활하고 실한 기운도 있지만 충실하지 못한 병이 중
(重)한 상태인지라 상담하여 과거력을 파악하였다. 무엇보다 우리하
고 부실한 것은 상심(傷心)의 원인이 있고 좌 1지가 현(弦)한 것은 분
노(忿怒)가 주요병인이다. 몇 년 전 무슨 좋지 않은 일이 없었냐고 물
었다. '3년 전 올케 일로 해서 친정어머니가 사망하고, 그것과 연관된
일로 현재 1억이라는 돈을 남편월급에서 갚고 있다. 돈 받기는 포기
하였지만 남편에게 미안한 마음이 크다'고 한다. 처음에는 올케에 대
한 분노(忿怒)가 컸고 이제는 포기로 인한 상심(傷心)이 병을 만들고
있지 않나 여겨진다.

(7) 침 시술 이후 불편호소자

침 시술 이후 간혹 어떤 불편함을 호소하는 경우가 있다. 이는 위
의 완고한 통증환자와 유사한 상태에서 발현된다.

【환자】 남, 37세

【초진】 0*년 10월 19일~21일

【증상】

지난 2일 동안 침 시술을 받은 환자가 먼저 상담을 원하였다.

[불편사항] 어제 오후에 침 시술을 받고 나서 직장근무 중 오후 4시경부터 몸을 주체할 수 없었다. 결국은 한쪽에 누워서 오후 8시까지 고통 속에서 있었다. 그제는 초진 시 침을 맞고는 좋아졌는데 오늘은 더 좋지 않다고 한다. 환자가 약간 화도 나 있었지만 차분히 얘기하였다. 진맥 이후 뇌기능 검사를 실시하고 상담했는데 침 시술을 한 이후 다시 상담하니 이해하고 밝은 모습으로 돌아갔다.

□ 초진 내원 사유: 지난 5~6개월 전 평소 테니스를 과하게 하여 우측 협통(脇痛)이 발생하여 치료 후 좋아졌다. 최근 시합준비를 위해 과도한 운동을 한 이후 재발되어서 내원.

좌우 강침안시 세현긴(細弦緊)한 상태는 과로가 누적된 상태임을 알 수 있었다.

▷ 어제 몸을 주체하지 못하고 불편하며 허탈한 상태가 발생한 이유: 과도한 스트레스(긴장)가 풀어지면서 허탈상태가 나타난 것이다. 평소 물질인 몸 상태는 과로로 지쳐서 힘든데 의식으로 일을 계속 추진하고 있는 상황[정신과로 지속]에서 심신(心身)의 균형이 맞지 않은 상태로 지냈다. 침 시술 이후 표면의식적인 과한 긴장이 완화되니 허손허탈의 본래 상태가 나타난 것이다. 하지만 여전히 표면적인 자율신경의 과로, 과긴장은 완전히 풀리지 않았다. 맥상 좌우 강침안시 현

긴(弦緊)맥은 소실되었지만 우측 부중 시 1, 2지의 부세현활한 기운을 보니 그러하다.

　□ 간혹 환자들 가운데 한두 명이 침 시술을 받거나 혹은 한약 복용 이후 '몸이 더 나른하다', '몸이 더 축 처진다', '잠만 와서 죽겠다' 등을 호소하는 경우가 있다. 어떤 경우는 심하면 침 시술 이후 집에 가는 길에 '잠이 와서 도저히 운전을 할 수 없어서 도중에 잠을 자고 갔다'고 하는 경우가 있다. 이는 대부분 유사한 상태의 환자이다. 즉, 정신적 긴장과 의식의 활동이 과한데 비해서 물질적인 몸은 만성피로의 누적, 저하상태인 경우이다. 다시 말해서 몸의 물질적인 피곤과 허손(虛損)상태를 무시하고 의식적으로 과하게 일을 지속하는 경우이다. 오늘날 고3 수험생 중에도 그러하다. 그 표면의식의 긴장이 침이나 약으로 해소되면서 물질적 몸의 요구인 잠이 심하게 오고 몸을 가누지 못하는 증상을 갖는다. 적게는 수일에서 길게는 10일까지 이어진다. 실제 이러한 반응은 자연적인 현상으로 몸에 좋은 긍정적인 반응이다. 다만 문제는 환자가 이를 이해하고 수용하느냐이다.

(8) 중풍전조증 환자

【환자】　남, 70세

【초진】　0*년 4월 15일

【증상】

① 혈압은 146/74(70) 좌측의 하지무력(下肢無力)감이 어제 갑자기 발생, 그제는 눈이 침침하고 최근 들어 불건강성을 느낀다.

② 평소 젊어서부터 음주과다, 음주의 지속(매일 소주 2~3병, 주 3~
　4회 정도) 안색과 이목구비가 뚜렷하여 두뇌가 명석하고 젊어서
　잘살았을 것으로 추정된다. 그래서 물으니 '젊어서 광주에서 최
　초로 영화사업을 하고 이후 큰 건설업을 운영하다가 실패했으
　며 60세 이후에는 집안에 기거 중'이라고 한다.

【치료력】 5년 전 중풍전조증으로 한방병원 2주간 입원 경험

【진단·병인】

　소음인 수양체질로 우측 1,2/1,2,3/1,2,3 부현(浮弦) 좌측 1,2/1,2/1,2,3
우측보다는 약화된 맥상의 부현이활(浮弦而滑)맥 ⇒ 과거 경험과 현재
증상 그리고 진맥소견상 확연한 중풍전조증의 맥상. 디나미카의 검사
상 신체활성도, 중추신경, 조정능력, 뇌활성도, 자율신경도 모두가 거
의 0(제로)상태로 접근한 상태이고 이후에도 그대로 유지

　▷ 상담

　보호자(자녀 아들과 부인)에게 중풍전조증(中風前兆症)임을 알리고
향후 1주일 이내에 발생할 수 있으므로 주의를 요함. 환자 혼자 있지
않도록 하며 나들이에는 반드시 보호자와 동행할 것. 가능한 2일 정
도 입원을 하여 안정가료하기를 바랐으나 집에서 그리하겠다며 무슨
일이 있으면 병원으로 직행하겠다고 한다.

　□ 중풍전조증의 맥상

　중풍전조증의 증상도 있지만 맥상은 대체로 부중침(浮中沈)시 모두
부충(浮衝)한 기운이 기본이다. 활실(滑實), 현긴(弦緊)한 맥상이 나타난

다. 즉, 상충하는 기운과 충실한 병사가 상부-뇌로 기혈이 뻗어가는 것으로 뇌압(腦壓)이 높아진 상태를 유발하는 것. 만약 부충(浮衝), 부활(浮滑)하는 기운이 아니라 완약(緩弱), 허손(虛損)된 상태의 맥상이라면 그것은 단지 중풍전조증이 아니라 기혈부족으로 인한 마목(痲木), 마비의 허증(虛症)으로 본다.

(9) 장염-정신적인 원인

□ 내원하는 환자 중에는 이런 환자도 있다. 실제 고통받고 있는 그 부위에는 병이 없는 환자. 또한 환자가 호소하는 증상 가운데 적지 않게 정신적인 문제에서 비롯되는 경우가 있어 정신적인 문제 그 자체를 해결하는 것이 바로 치유일 수 있다. 세균이나 바이러스, 음식의 독 등 물질적 상태가 주인(主因)이 아닌 정신적인 문제에서 비롯되는 질병이 흔하다. 그래서 병은 경증이어도 그 원인에 따라 난치(難治)일 수 있다. 흔한 장염은 그 대표적인 사례이다.

【환자】　여, 16세
【초진】　0*년 12월 2일
【증상】
　장염인데 병원의 알약을 먹지 못해서 내원. 장염진단-처음 수년째 소화기 장애를 앓고 있으며 최근 고교 입학 이후 심(甚)해져 유지 중이다. 이번 11월에는 복통(腹痛), 설사로 인해서 세 번이나 아침에 병원 응급실을 찾았다. 지금 설사는 멈추었는데 대변이 잘 나오지 않는다고 한다.

【진단 · 병인】

소음인 수양체질. 맥상은 우측 2지 현실(弦實)맥으로 약간의 긴맥(緊脈), 좌측 1, 3지 유약(濡弱)한 완활(緩滑)맥 ⇒ 원인은 신경과로유지(비위맥의 우측2지), 좌측 맥은 몸이 지쳐가는 상태를 반영. 장염이라고 하나 신경성 장염이라고 볼 수 있으며 신경과로(神經過勞)에서 나타나는 증상이라고 보겠다.

(10) 생리통증자의 병증

【환자】 여, 25세

【초진】 0*년 2월 7일

【증상】

① 오래된 생리통증으로 내원. 고교 이후 현재까지 생리를 시작한 날에 통증이 심하여 진통제를 복용하나 호전되지도 않고 생리의 색이 검고 덩어리도 진다.

② 수족냉증이 있고 자고 나면 손이 저려서 못 움직일 정도이며 최근 심하다.

【진단 · 병인】

소양인. 병색 중한 상태와 정신적인 상상과다 상태-좋지 않은 생각이 떨어지지 않고 망상이 많다(병색이 깊은 자). 식생활이 불규칙하고 운동은 거의 없다. 스스로 스트레스성 화가 많은데 중침안시 우측 2지 좌측 1, 3지의 맥상. 병색이 삽(澁)한 맥상이라서 상중하초에 병색이 모두 있어 예후가 걱정되는 중증상태이다.

[기타] 대체로 복진상 하복의 적(積)이 있는 경우 수족이 냉하다(소양인의 경우가 대부분).

하복에 적(積)이 없어도 냉한 소양인 가운데 혈의 독소, 혈탁의 병증에서 내장의 염증이 잘 생기는 상황—예로 신경통, 관절염증 등을 유발—에서 수족냉증(手足冷症)이 존재한다. ⇒ 예를 들면 인동등지골피탕(忍冬藤地骨皮湯)증 이하 상태를 들 수 있다.

(11) 암(癌)환자의 진맥

□ 동양의학으로 2천여 년 전의『주례(周禮)』를 보면 종양만을 전문적으로 치료하는 '양의(瘍醫)'라는 기록이 나타난다. 이후 많은 문헌에 암과 연관된 종양에 관한 내용을 볼 수 있다. 징하(癥瘕), 적취(積聚), 반위(反胃), 유암(乳癌), 영류(癭瘤), 폐적(肺積), 석암(石巖), 신암(腎癌), 육류(肉瘤), 골저(骨疽) 등 현대적인 암과 거의 동일한 상태와 병명도 존재하였다. 다시 말해서 어떤 수준이든 2천여 년 이상 암을 알고 치료했다는 사실이며 그 과정에서는 반드시 진단(診斷)이라는 의료행위가 따르지 않을 수 없었다.

오늘날 암의 진단은 양방만의 유일무이(唯一無二)한 영역으로 보고 한의학적 진단가능성은 전혀 염두에 두지 않고 있다. 이는 무엇보다 근대 이후 한의학에서 암의 진단치료 영역이 거의 소실되다시피 하였기 때문이라고 여겨진다. 저자가 미흡함과 부끄러움을 무릅쓰고 몇 해 전『암환자의 임상사례집』을 출판한 것은 한의학적인 암 진단 및 치료의 가능성을 알리기 위함이었다. 그 뒤 맥진(脈診)을 중심으로 암의 진단가능성이 확연해졌는데 이에 몇 사례를 통해 암의 진단 맥진을 보고하고 이후 맥진(脈診)을 중심으로 암환자 사례집을 발표할까 한다.

현재 공개적으로 암의 유무 진단을 하지 않고 있다. 다만 어쩔 수 없는 경우에 한정해서 이야기한다. 맥진상 종양의 판별은 불명확할 경우도 있지만, 대표적인 삽규(澁扎), 결대맥(結代脈)을 비롯하여 각 맥상에서 암증이 촉지된다. 예로 沈重前絶瘀血凝(침중하면서 직전의 부위에 절맥이 나타나면 어혈이 웅체된 것이다)라고 하였다. 화완맥(和緩脈)처럼 건강 양호한 맥상이 있는가 하면 다양한 병증맥(病症脈)이 있는데 그중에는 깊어져 조직세포가 손상을 입고 궤양 이상의 병증을 노정한 맥상(脈象)을 보이는 것도 있다. 암의 병증 맥의 대표적 사례는 대체로 초기 혹은 진행(급성 악화기)상태에서는 부활(浮滑)하면서 충(衝)하더라도 가장 윗부분에서 삽(澁)한 기운이 촉지된다. 어느 정도 진행되었다면 좌우 체질맥 중에서 확연히 중안시(中按時) 삽규(澁扎)하거나 결대(結代)한 맥상으로 완만하지 않고 불규칙하며 깔끄럽게 나타난다.

△ 종양-중성(中性) 가능성 맥진

【환자】　여, 45세
【초진】　0*년 7월 31일
【증상·과거력】
최근 1개월 동안 하혈(下血)로 처음 병원의 검사상 이상이 없다고 하나 하혈이 지속되어 서울 모 병원에서 이상조직을 발견, 조직검사를 해놓은 상태에서 진찰차 내광(內光)하였다.

【진찰】

소양인. 안색은 강건하고 의지도 강하게 보인다. 토양맥 우2지 비위맥이 불량, 미약(微弱)하고 삽(澁)맥은 2회 차 진맥 시 완화되고 좌1, 3지[폐-신장(자궁)맥] 세완(細緩)맥이나 부실(不實)한 맥상으로 병사(病邪) 또한 불규칙하여 일정하지 않다. 병소는 위와 하초(신, 자궁)로 특히 좌3지의 하초의 상태는 병중한데 암증(癌症)은 아니지만, 그렇다고 하여 양성의 종양상태 맥상도 아니라서 어려웠다. 환자에게 '양방진단 결과는 1차 암도 양성도 아닌 중성(中性)일 것이다. 암(癌)으로 본다면 양성(良性)이나 악성으로 진단될 가능성이 높으나 나의 소견은 중성(中性)'이라고 하였다. 덧붙여 '아직 병중(病重)하지 않아서 굳이 치료를 받지 않아도 되나 건강관리차원에서 치료한다면 3개월 정도 치료를 권유'하였다.

【결과】

검사결과는 내 생각과 동일하게 중성(中性)이라는 진단을 받았다. 이와 유사하게, 이후 한 입시생이 광주 모 대학병원에서는 암(癌)으로 서울 모 병원에서 '암(癌)이라고 할 수도 없고, 아니라고 할 수도 없는, 또한 중성(中性)이라고 볼 수도 없는 지켜보아야 할 어떤 종양상태'로 진단된 경우를 진찰하였다. 그 양방 진단이 매우 정확하다고 본다. 암화(癌化)의 직전상태까지 전변(轉變)되었다가 때마침 입시가 끝나서 '입시 지옥'이라는 건강악화의 환경 소실로 자연히 치유되어 가는 중이었다.

암은 대체로 일정한 병변(病變)상태를 지나서 발현(發顯)되므로, 확연하지 않지만, 그 전의 암증 전조(前兆)상태가 존재하는 것을 본다. 이를 규정하기가 어려운 이유는 첫째, 생활이나 치료과정에서 병변이 암증으로 진행되지 않고 그 상태로 오랫동안 유지될 수도 있고 둘째, 설사 암증이라고 하여도 일정한 정도 이상 진행되어야 암으로 진단되는 현대의학의 한계가 있기 때문이다. 예를 들면 앞서 제1부 제3장에서 밝힌 암환자의 사례들에서 보듯이 일정 이상 병변(암증) 상태이지만, 마지막까지 암으로 진단되지 않은 경우도 있다. 그러므로 이 부분은 더 연구되고 검증되어야 할 부분이며 실험적 고찰로써 사례를 소개한다.

【환자】　여, 40세

【초진】　0*년 2월 9일

【증상】

① 좌흉 하통

② 신중(身重) 및 몸이 붓는 것

③ 소변불리, 좌측 요부의 굴신불순

【본원 치료력】

지난 1995년 초진 내원 후 10년이 넘게 간간이 내원하는데 오랫동안 어려운 가정환경(부군(父君) - 일상생활이 불가능한 불건강한 상태)과 아이의 임신 시 어려운 상황(임신 중에 기형아 출생의 가능성이 100%라고 하여 제거수술을 강권(强勸)받았으나 이를 거절하고 출산함: 두 아이가 모두 10세를 넘기도록 야뇨증, 축농증, 비염, 중이염 등이 낫지 않음)에서 강인(强忍)하게 살아온 분으로 그 나이 때에 찾기 어려운 건실한 심정을 가진 환자이다.

【과거의 진단·병인】

만성 중증의 상태를 노정. 다만 암증(癌症)을 만들지 않고 잘 유지(암(癌) 같은 것을 만들 생각이 없었음-즉, 죽거나 포기하려는 마음이 없었음)하며 간혹 내원하였다. 2004년 1월 성대수술(물혹 4개 제거)을 하기도 하였는데 2005년 3월 좌견비통과 설사가 10일 동안 지속되어 6일간 치료받던 중 진찰상 신(腎)(자궁(子宮)(난소)의 병증(病證 +3))이 암증(癌症)으로 추정되어 '본원 치료를 꾸준히 받거나 혹은 병원 정밀검사 권유'(내원 이전 양방병원의 진단결과에는 별다른 이상이 없다고 하였으나 정밀검사를 다시 권유)하였다. '자궁이 좋지 않다'고 하니 2004년에 하혈(下血)이 심했다고 한다. 그리고 1년이 지난 2006년 2월 내원.

【결과】 0*년 3월, 당시 본원의 치료 1주일 이후, 양방 재진찰 결과에서 병원 측(의사)에서 '단 1주일만 지나도 암(癌)으로 진행될 위험한 상태'라 하여 자궁제거의 수술을 받았다.

【현재의 상태(1년 이후 0*년 2월)】

소양인 토양맥증 우측은 세활(細滑)하고 좌측은 1, 3지 세세(細細)우리하게 울려 아직 완전히 회복(치유)된 것은 아닌 미진(未盡)한 병증상태가 남아 있다.

과거 어려운 가정환경에서도 10여 년 동안 의지가 강건하여 일정한 상태를 유지하였으나 이제는 그런 기상이 약해져서 앞으로 지금까지 과중하고 무리한 일이 뒤따르면 허로(虛勞)상태와 병의 위중함이 발생하겠다. 환자 스스로도 이를 느끼는 상황이다.

△ 간암 말기, 기생충약 복용 이후 회복

【환자】 남, 63세

【초진】 0*년 12월 15일

【진단, 치료과정】

2004년 8월 속이 더부룩하고 입 냄새가 나서, 검진한 결과 전주 모 병원의 내시경 검사상 종양발견. 이후 9월 말 서울 ○○병원에서 위암 (胃癌)은 0.3cm(?) 정도이나 간(肝)으로 전이되어 4개의 종양이 발견된 말기상태로 불치 판정(3개월 시한부). 평소 의지력과 생활력이 강한 분으로 이후 꾸준한 생활요법으로 회복하고자 하였다. 간(肝)디스토 마도 발견되어 디스토마 충약(蟲藥)을 복용한 이후 1개월 만에 간암 이 감쪽같이 완전히 소실되었고 2005년 3월까지 항암치료를 실시하 였다.

* 양방병원의 의사 왈(曰): '우리 병원에서 기적 같은 경우로 당신 은 누구보다 강건하게 마음먹어 병을 극복했다'고 한다. '대부분 의 사람은 의사에게 살려달라고 애원하는데 그렇지 않고 담담하 게 지내어 그렇다'고 했다. 향후 수술은 성과가 반반이라고 하며 그냥 지내는 것도 좋을 것 같다는 의사의 조언을 따랐다. 현재 2 개월 단위로 정기검진 중이다. 주치의의 한의원 소개로 상태 파 악차 내원하였다.

【진단·병인】

태음인 목양체질로 우측 1, 2/1<2지로 유활(濡滑)한 맥상에 강침안시 우리하게 울리는 쌍현맥(雙弦脈)과 비슷한 상으로써 암증(癌症)맥>비위(脾胃)의 암증(癌症)(보통 목양인은 우2지가 강침안시 촉지되지 않음. 무맥(無脈)임) 좌측은 1지가 활세맥으로 양호(암증 없음)하나 강침안시 3지가 미미하고 세울하게 촉지

【소견과 결과】

① 위암(胃癌)은 아직 상태유지 중, 간암의 경우는 소실된 상태로 없음. 좌측 3지 하초는 미약한 암증으로 추정된다(다음 날 부인에게 상태의 이해를 알려드리고자 하니 − 양방에서도 그런 상태를 진단하여 알고 있다고 한다. 다시 말해서 간암의 소실, 위암의 유지).

② 강인한 체력과 생명력을 가지고 있으나 현재 맥상은 허손상정(虛損傷精)의 중허(中虛). 맥상 생명력이 떨어진 것은 미(微), 유(濡). 우리한 것은 암증 때문이 아니라 항암제 후유증의 생기훼손상태가 아닌가 추정된다.

③ 향후 훼손된 상태[상정(傷精)과 미진한 위암(胃癌)]의 치료가 암치유의 관건이다.

▷ 암에 관한 간략한 이해

암의 발병 원인 중 기생충에 의해 차지하는 비중이 10% 정도를 차지한다고 한다. 간암(肝癌)의 원인은 디스토마였고 이로 인해서 발생된 유사(類似) 암, 가짜 암이었다. 즉, 일반적인 경우가 아니며 충약 복

용으로 간암 말기가 소실되어 기적이 일어난 것이다. 이에 관한 책 『암 낫고말고』(지은이: 홀다 레게 클락/제일미디어)에서 '암은 기생충을 잡으면 낫습니다'에 수록되어 있고 『쾌요법』에서도 암의 원인 중 기생충을 중요시한다.

■ 참고

맥진측정에 관한 저자의 문헌 및 저서

『임상맥진강좌입문』, 2007
『생명의 한의학』, 2004
『보건의료인을 위한 한방 암(癌)정보』, 2008
『한의학의 암 진단과 치료』, 2011

제3장 건강레벨에 대해서

1. 건강레벨이란 무엇인가?
  - 건강수준에 기초한 분류 -

건강수준

건강수준이란 심신의 전체적인 건강상태의 수준을 말한다. 한 인간이 갖는 일시적인 건강상태가 아니라 일정 기간 동안은 항시적이다. 위나 간 등 일부 건강상태를 말하는 것이 아니라 오장육부 및 뇌, 근골격계 등 내장을 중심으로 하나의 생명단위체로서 전체 건강상태의 수준을 의미한다.

건강수준은 '건강 정도'의 의미와 대동소이하며 건강성의 정도를 표현하는 의미이다. 여기에서 '수준'의 의미가 '사물의 가치나 질 따위의 기준이 되는 일정한 표준이나 정도'이니 '건강수준'이란 건강의 가치와 질적인 판단 기준이 되는 건강의 일정한 정도라고 볼 수 있다. 예를 들어 위장장애를 위 기능장애, 위염, 위궤양, 위종양 등으로 분류할 수 있듯이 건강수준은 환자상태를 전체적인 건강수준의 정도로 살펴보는 것을 말한다. 다시 말해 강건한지 혹은 건강 양호한지, 병이 가벼운지, 중한지, 혹은 위독한지 등으로 나누는 것을 말한다. 병명을 구체적으로 바로 알기는 어렵겠지만 전체 건강수준을 봄으로써 같은 위염이라고 하여도 단순한 음식상으로 인한 일시적인 상태인지, 위암에 이른 중한 상태의 위염인지를 파악할 수도 있다.

건강레벨

레벨은 단계이다. 단계(段階)란 '일의 차례를 따라 나아가는 과정'으로 1, 2, 3...... 순차적으로 분류되어 나누어지는 것을 의미한다. 건강레벨이란 바로 건강수준이 단계별로 나누어지는 것을 말하며 각 단계, 즉 레벨에 따라 건강성 정도가 차이를 나타낸다. 타고난 유전과 후천적인 삶과 환경 등의 영향으로 사람마다 건강수준은 다르며, 그 다른 정도를 분류하여 보는 것이 건강레벨이다.

오늘날까지 건강수준을 논하는 경우는 많지만 정작 중요한 그 내용을 분류하지 못했기 때문에 형이상학적이며 추상적인 상황으로 인식되었다. 그러다 보니 의학의 기초와 임상에서 건강수준을 거론하는 경우가 드물었다.

저자는 1997년 이후 기(氣) 측정과 맥진(脈診)을 통한 진료의 누적 과정에서 사람마다 다른 건강수준의 단계를 발견하였다. 사람의 건강수준은 선·후천지기를 포함한 물질세계에서 영육(靈肉)이 함께 존재한다. 건강상태는 불건강한 요소의 개입과 훼손으로 말미암아 온전하지 않은 경우가 많고, 사람마다 다른 건강수준을 가지고 있다. 그 단계는 8단계 혹은 10단계로 분류될 수 있으며 보다 간략히 혹은 더욱 세밀하게 분류할 수도 있다.

이러한 발견이 있은 후 2007년에 이르러서야 동무 저서 중 『동의수세보원 초본론』을 접하고 이제마 선생께서 이미 100여 년 전 건강수준을 저자와 대동소이하게 8단계로 분류하였음을 알게 되었다.

2. 건강레벨을 알아야 하는 이유

건강레벨을 알아야 하는 이유는 아래에서 구체적인 사례를 들어 설명하겠다. 여기서 잠시 말하면 다음과 같다. 우리는 건강을 위해서 시간을 투자하고, 노력을 게을리 하지 않는다. 건강을 위한 시간과 돈의 투자로 얻어지는 성과도 있겠지만 별 다른 소득이 없는 경우도 있다. 나는 왜 이 모양인가 하며 자학하는 경우도 있다. 또한 우리는 중증에서 치유하거나 혹은 난치상태로 생을 더 유지하기 위해 막대한 의료비를 지출하면서 얻어진 성과가 긍정적인 결과도 있겠지만 미흡하거나 부족한 한계도 존재한다. 실패와 노력에 따른 미흡한 결과는 우리를 힘들게 한다.

그 이유가 무엇일까? 여러 가지 이유가 있겠지만, 각자 상태에 맞지 않는 방법을 선택하여 발생한 문제이다. 위염에 좋은 약을 복용하여도 어떤 사람은 호전되는데 어떤 사람은 전혀 반응하지 않는다. 작년에 진료실에서 구강암 치료가 종결되어 양호하다고 여겼는데 이제 전이되어 불치상태로 내원한 분을 진료하였다.

오늘은 서울에서 작년에 위암수술을 받고 조리 중 간으로 전이되어 더 이상은 치료할 수 없는 상태로 문의한 분이 내원하였다.

오늘 처음 내원한 40대 초반의 여성 환자는 2년 전 갑상선암 수술을 받고 3개월 단위로 재검진 중인데 수술 이후 전신무력과 결림 등으로 일체의 노동활동을 못한다. 이분의 고통은 수술후유증이 아니라 임파선에 병증[암증]이 존재하고 있는 것이 추정되었다. 만약 여기 말한 세 분의 건강수준을 파악하였다면 잠재된 미발현 암의 유무를 떠나서 병증의 깊이를 알 수 있어 미연에 대처가 가능할 수 있었을 것이다.

또 어떤 사람은 홍삼을 복용하거나 등산을 하면 컨디션이 좋아질 수 있지만 어떤 이는 아무런 느낌이 없는 경우가 있다. 체질이 소양인이거나 건강성을 가진 소음인이라면 홍삼의 복용은 아무런 가치가 없을 것이다. 또한 체력 및 근력이 어느 정도 있는 사람에게 과도한 등산은 오히려 근 경결과 근 피로를 유발하여 건강상 마이너스로 작용할 수 있다. 체질이 같다고 섭생을 같이 행하길 권유하지만, 같은 체질이라고 하여도 현재 건강상태의 정도에 따라 섭생법과 치료법이 달라진다.

건강유지와 치유에서 건강의 수준과 정도를 잘 아는 것이 중요하다. 왜냐하면 건강수준을 알아야 그에 맞는 식이, 운동 등 건강법을 선택할 수 있고, 질병 및 치유가 가능한 예후를 결정하기 때문이다. 우리는 병만 알지 그것을 품고 있는 건강 정도를 잘 모른다. 심지어 감기나 위염에서도 그 병이 얼마나 지속되고, 어느 정도 치료해야 치유되는지 잘 모른다. 또 어떤 관리를 해야 더 유익할지를 잘 모르기 때문에 치료성과가 환자마다 정확하지 않다. 예를 들면 감기로 1개월 이상 혹은 위염으로 3개월 이상 치료해도 낫지 않는 경우가 있다. 그래서 흔히 병들면 치료해봐야 안다고 한다. 현재 상태가 어느 정도인지 파악하기 어렵기 때문이다. 또한 병을 안다고 하나 현대의학의 진단을 통해서 얻어진 결과로 병을 안다고 하지, 실제 존재하는 병과 나타나지 않은 병증의 상태는 잘 모른다. 그래서 결국 상태로 드러나야만 인식되어 그때부터 병으로 본다. 하지만 그 가운데는 치료하기에 너무 늦어버렸거나 어려운 경우도 흔하다.

3. 건강레벨이 왜 중요한가?

－건강레벨의 의의와 가치－

건강수준이 갖는 중요성은 다음과 같다.

1) 건강수준을 알면 사전에 어떤 치료로 나을 수 있는지를 예측할 수 있다

어느 정도 건강수준이 토대가 된다. 예를 들어 건강 정도가 양호한 사람이 과로나 스트레스 누적 혹은 식생활 불량 등으로 인해서 고혈압이나 당뇨가 발생했다고 하자. 이때는 경증(輕症)일 것이고 어떤 치료를 받든지 쉽게 정상화될 수 있을 것이다. 초기이기 때문이며 초기란 병증의 깊이가 깊지 않은 상태를 의미하기도 한다. 하지만 당뇨를 10년 이상 앓은 사람이 고혈압이 발생했다면 치유가 쉽지 않다는 것을 예측할 수 있다. 건강수준이 낮기 때문에 적절한 치료를 받지 않는 한, 고혈압 초기라고 하여도 치유될 확률이 적다.

앞에서 암환자의 재발을 미연에 방지하거나 예측하지 못한 이유는 잠재된 암을 진단하지 못한 것이 1차적이지만, 건강수준의 평가가 이루어지지 못해서 그렇다고 하였다. 건강수준에 따라서 치료의 여부가 결정된다. 건강수준이 좋은 사람은 회복이 빠르고, 수준이 낮은 사람은 그 정도만큼 회복이 늦다. 8단계로 분류될 수 있는 건강수준에 따라 질병의 양상이 다르다. 질병은 건강수준을 떨어뜨리고 변화시키지만, 건강수준은 질병의 발생양상을 좌우한다.

평소 건강한 사람이 감기에 걸릴 때와 중등도 혹은 중증의 낮은 상태에서 감기에 걸릴 때의 증상은 크게 차이가 있다. 또한 병세, 회복기간 등이 다르고 처방 또한 다르다. 건강한 사람이 몸살감기를 앓으면 쌍패탕 몇 첩으로 2~3일 만에 치유될 수 있지만 병중한 경우에는 감기에 걸려도 가벼운 약으로는 해결되지 않고 치료기간도 그만큼 길어진다. 건강수준이 양호상태에서 반건강 상태로 약화될 때 혈압이나 당뇨병이 발병했다면 양약 치료로 쉽게 회복할 수도 있을 것이다. 그런데 병중상태에서는 혈압, 당뇨병의 발생은 쉽게 회복되지 않는데 그것은 병을 가진 몸의 상태가 중하기 때문이다.

임상에서 보면 건강수준이 높을수록 건강을 회복할 수 있는 여력이 높다는 것을 보여준다. 대체로 건강한 사람일수록 중한 병에 노출이 잘 되지 않으며 설사 어떤 조건하에서 발생하더라도 회복할 확률이 높고 치유의 속도 또한 빠르다.

2) 병의 경중을 알 수 있다

감기를 앓으면 단순한 상태인지 아니면 SARS 같은 유행성 독감으로 중병이며 전이되어 생명에 위협적인 상황인지 판별도 가능하다. 어쩌면 평소의 건강상태가 감기 같은 외감병이라도 질병의 경중을 좌우한다. 즉, 외부의 원인이 아니라 내재된 원인에 의해서 외감성 질환의 경중도 달라질 수 있다. 평소 건강한 사람이라면 신종인플루엔자의 유행에서도 반응하지 않거나 크게 악화되지 않는다.

위염이 위암보다 가벼운 병증으로 쉽게 나을 수 있는 병이지만, 건강수준에 따라서는 위암환자가 더 빨리 치유될 수도 있으며, 만성적이고 고질적인 위염 환자는 적절한 치료를 받아도 6개월 이상 지속될 수도 있다. 위염도 환자의 상태에 따라서 상황이 다르니 같은 병에서도 경중이 존재한다.

급성 식체로 인해서 단 2~3일 만에 치유될 급성위염, 급체가 있는가 하면 만성위염으로 수년에서 수십 년 지속되는 경우도 있다. 그러한 상태를 현대기기를 동원하여 내시경 및 전체 검사를 통해서 판별할 수도 있겠지만, 건강수준의 판별을 통해서 병의 경중을 판별하고 중병의 가능성도 알 수 있다. 중풍의 전조 상태이거나 난치성 자가면역질환 혹은 암환자의 경우에서도 건강수준을 가늠하면 중풍이나 암 전조증의 상태를 구별해볼 수 있다. 건강의 훼손이 심한 만큼 병의 경중이 정해지기 때문이다. 특히 암과 같은 중병, 난치성 질환은 건강 정도를 알게 되면 병기(病期)와 무관하게 병의 깊이와 정도를 알 수 있어 치료 여부와 장기생존 가능성을 추정할 수 있다.

3) 중병의 발생 예측도 가능하다

건강수준을 알면 중병의 경우에서 재발가능성이나 생존가능성, 생명유지가능성을 파악하는 데 나침반이 될 수도 있다. 예를 들면 중풍, 신부전, 암 등의 치료에서 건강수준의 향상은 곧 질병치유의 가능성을 의미하고, 병든 상태인 건강수준의 유지는 결국 질병의 지속을 의미한다. 다시 말해서 치료가 건강증진을 동반하지 않으면 그 질병은 유지되거나 악화된다. 앞서 논하였지만 건강성이 좋을수록 질병과 거리가 멀어진다. 건강성이 3단계 이하로 낮은 경우는 유행성 및 감염성 질환에 잘 노출된다. 또한 질병이 발생하면 완전히 낫지는 않고 잔존하거나 쉽게 재발되는 경향이 있다.

건강 정도가 중증(重症)이거나 그 이하라면 병증은 심각한 병의 발병을 의미한다. 암과 같은 병의 발생이 이루어질 수도 있고 설사 암이 아니라고 하여도 그 병증에서 벗어나기란 쉽지 않다. 그 상태에서 뇌의 압력이 높다면 중풍의 가능성을 엿볼 수도 있으며, 위통이 있다면 소화기 병증이 암과 같이 깊을 수 있다는 것을 살펴야 한다. 야뇨증이 유지되면서 신허요통이 있다면 투석이 필요한 신부전증이거나 비뇨생식기의 암을 유추할 수도 있다.

4) 수명을 추정할 수 있다

수명을 추정할 수 있을까? 어느 정도 가능한 일이다. 건강레벨을 알면 그 수준에 따라 건강 정도와 함께 생명유지가능성이 판별된다. 다소 어린 시기는 유동성이 크기 때문에 수명을 논하기 어렵지만 나이 60세가 넘게 되거나 병중한 상태가 되면 건강수준은 곧 생명의 수준으로서 수명을 가늠하는 척도가 된다.

어린 시기에도 선천지기의 강약을 분류하여 생명수를 예측할 수 있다. 그런데 성장과정에서 선천적인 허약함이 회복되거나 혹은 건강한 몸을 가지고 태어났다고 하여도 주변여건의 악영향으로 건강성이 떨어지는 등의 변수가 있다. 대체로 30대가 되면 건강성이 고착화되는 경향이 있다. 더욱이 나이 50~60세가 되면 중년의 건강성이 나타나게 되고 이후에는 그대로 유지되는 경향성이 있다. 60~70대를 남겨둔 상황에서는 사회활동 영역이 고착화되고 성격과 성향, 가치관도 고착화되어 변화할 수가 없는 상황이므로, 건강수준도 일정한 상태에 머물러 유지된다. 그러므로 중년의 건강상태로 미래 수명을 알 수도 있다.

건강의 기준으로부터 완전할수록 건강하게 장수할 수 있다. 즉, 건강레벨이 높을수록 건강은 완전한 상태이기 때문에 질병의 위협으로부터 보호받는다. 수명은 평소 가지는 건강성 수준에 따라서 다르다. 국가적인 평균수명을 보더라도 장수의 나라는 국민들의 건강성이 양호한 것으로 판명되었다. 평균수명이 짧은 나라는 그만큼 사회의 불건강성에 높게 노출되어 평소 국민건강성도 좋지 않다는 것을 보여준다. 개인차원에서도 마찬가지로 건강성이 수명을 좌우한다.

70~80대 노년도 건강한 사람이 있는가 하면, 10대 청소년에서도 병중한 맥상으로 건강상태가 중등도 이하인 경우를 본다. 완고한 상태를 노정하여 자칫 과중한 스트레스가 플러스되면 견디기 힘든 상황, 다시 말해 중병의 질환에 노출될 수 있다. 건강상태가 좋지 않은 상태에서는 플러스 1(+1)이 추가되어 더 악화되면 질병상태 그 이하의 중병에 놓이게 된다. 평균수명을 연장하기 위한 방안은 일본이나 이탈리아 등 선진국처럼 건강성을 보증할 수 있는 사회시스템의 발전이 필요하고 개인차원에서는 개인의 건강성이 안정상태를 유지하는 것이 필요하다.

4. 건강레벨의 터득과정

의학에서 건강수준을 말할 때는 대체로 생활수준, 가족력, 흡연, 음주, 질병력 등을 평가하여 말하는 것이 일반적이다. 한 개인의 구체적인 장부(臟腑: 내장)의 상태에 따라 그 생명력과 가능한 수명상태 및 질병의 정도를 평가하지는 않았다. 그에 대한 의학자의 연구도 거의 없었다. 그럴 수밖에 없었던 이유는 인간이 지닌 장부의 건강성과 생명에너지를 살펴보거나 측정할 수 없었기 때문이라고 추정된다. 저자 또한 처음부터 건강수준을 파악하고자 연구한 것은 아니었고, 수련과정에서 얻어진 기 측정과 맥진을 통해서 환자를 일정기간 진찰하면서 얻어진 경험의 누적과정에서 건강단계를 발견하게 된 것이다. 다시 말해서 한의학적인 진단능력을 토대로 내장상태의 에너지 상황을 판별하였다. 그리고 특히 사상체질처방과 8체질침법과 관련해서 약침의 처방운용이 단계별로 전개되는 과정에서 건강성 정도를 단계별로 나누어볼 수 있는 것을 알게 되었다.

앞서 밝혔듯이 1997년 기운 측정을 한 이후부터 4년 동안 수만 명의 임상경험을 했다. 이를 통해 인체의 건강상태가 체질에 따라서 다르다는 것을 알았고 2000년경 사람의 건강수준은 대체로 8단계로 구분되는 것을 발견하였다. 그 이후 이에 대한 검증과 평가는 10년이 지나는 동안 수만 명의 진료과정에서 보다 명확해졌다. 사람의 건강상태는 다음과 같이 분류될 수 있다. 최상의 건강상태 ⇒ 일반 건강인 ⇒ 반건강 상태(경증(輕症)) ⇒ 질병상태(중등도 초증(初症), 중증(中症), 말증(末症)) ⇒ 중증(重症) ⇒ 위중(危重) ⇒ 위독(危篤) ⇒ 운명으로 나누어볼 수 있다. 이렇게 이름을 붙이는 것은 이해를 돕기 위함이며, 중요한 것은 명명한 이름이 아니라 1 → 2 → ...... 7 → 8에 이르는 건강 정도가 존재하고 분류할 수 있다는 사실이다. 사람마다 평소 일정한 건강상태가 존재하고 있으며, 그 상태에 따라서 생명수(生命數)의 장단과 질병(疾病)의 발생 유무 및 만성화 여부가 좌우된다. 또 어린 시기부터 노년에 이르기까지 건강수준의 차이는 보인다.

사상의학적인 관점을 중심에 두고 인체의 건강상태를 크게 8단계로 나누어볼 수 있다. 이제마의 『동의수세보원 사상본초권』에서는 건강 정도를 '명맥실수(命脈實數)'라 하여 신선(神仙) > 청낭(淸朗) > 쾌경(快輕) > 강녕(康寧) > 외감(外感) > 내상(內傷) > 뇌옥(牢獄) > 위경(危徑)

으로 분류하였다. 이는 어느 의서에서도 존재하지 아니한 것이니 사람의 선후천지기를 포함하여 내장의 기운을 보고, 전체의 건강상태를 정확히 파악할 수 있었던 것으로 보인다.

5. 건강레벨의 8단계

저자의 견해를 동무 이제마의 명맥실수 8단계와 비교하여 설명하면 다음과 같다.

1) 최상의 건강상태[신선(神仙)]

최적의 몸 상태를 유지하며 건강 장수할 수 있는 사람으로, 동무(東武)의 '신선(神仙)'의 '최고(最高)'의 건강상태라고 한 것과 유사하다. 동무는 '신선으로 오래 사는 사람은 116세까지 보통사람과 같이 완전히 건강하지만, 신선으로 일찍 죽는 사람은 60세까지 건강하다'고 하였다.

내외과적인 일체의 병변이 존재하지 않은 상태로서 임상에서 보면 남자는 70세, 여자는 80세 무렵까지 건강하며 무병한 사람들을 말할 수 있다. 그 이후 자연적인 노화에 의해 가벼운 질병상태가 발현한다. 하지만 70~80세까지 무병한 경우는 만 명 중 한두 명 정도에 지나지 않을 정도로 드물다. 아주 건실한 건강상태를 타고난 생명력을 지녔으며 유전상태는 장수체질임을 말해준다. 대체로 이런 분들은 40~50 대뿐만 아니라 70~80세에 이르기까지 어떤 질병도 그를 괴롭히지 못하고 병들게 하지 아니한다. 탁월한 생명력은 건실한 몸으로서 일체의 병사가 그를 침범하지 못하고 건강하며 100세 이상 장수한다. 설사 교통사고, 재해로 외상을 입거나 내장의 수술을 하여도 탁월한 회복력으로 복원된다. 일시적인 혹은 영구히 아래 단계인 일반 건강 상태로 낮아질 수도 있겠지만 특별히 큰 손상이 없는 한, 최상의 건강상태를 유지하니 의학과 의사가 필요 없는 상태로 만인의 본보기이며 건강장수의 연구대상자이기도 하다.

사례 1) 2009년 2월, 82세의 노인을 진료하였는데 허리는 비록 굽어 있어 보기에 건강성이 떨어져 보였지만, 맥진상 좌우 맥이 모두 화완(和緩)맥으로 내장이 건실하여 노년임에도 불구하고 내과적인 질병이 없는 무병(無病)한 상태였다. 82세 무병한 상태라면 능히 90세를 넘기고 100세를 살 수 있다는 것을 말한다. 드문 장수자의 건강상태이다. 환자는 난생 처음으로 어깨가 아파서 치료차 내원하였다.

2) 건강상태[청낭(淸朗), 쾌경(快輕), 강녕(康寧)]

최적상태에서보다 약간 떨어지나 질병이 없고 건강 양호한 상태로 드물게 감기 등을 앓아도 쉽게 회복되고 치유되는 건실한 상태이다. 동무의 '청낭(淸朗), 쾌경(快輕), 강녕(康寧)'의 상태와 유사하다고 보겠다. 동무는 '강녕(康寧) 이상이 있는 사람은 1년 동안 하루도 병들지 아니한다'고 하였다.

현대사회에서 보통의 사람도 건강관리를 잘하면 이룰 수 있는 상태이다. 건강의 도를 이루어내면 심신의 안정과 평화를 유지하여 내외침의 병사(病邪) 침범으로부터 자유로워 건실한 몸의 상태를 가지게 된다. 그러므로 오늘날 당뇨와 혈압과 같은 만성적인 질환이나 중증에 이르는 질병으로부터 자유롭고 건강성을 유지하니 이 또한 의사와 의학이 필요 없는 사람이다. 평소 건강수준이 반건강 상태, 중증도, 중증의 상태에서 환골탈태한다면 복원될 수도 있는 최고의 건강성 상태이나 타고난 장수체질의 최상의 건강상태와는 다르다. 이는 인위(人爲)로 만들 수 있는 것과 타고난 것[품수(稟受)]과의 차이는 어쩔 수 없기 때문이다.

3) 반건강 상태[외감(外感)≒경증(輕症)]

건강한 상태에서 다소 질병이 반복적으로 들고 나는 상태로서 일반적인 상황이다. 경증의 허로상태가 지속될 때나 감모상태일 때인데 동무의 '외감(外感)'이라고 하는 상태와 유사하다. 동무는 이 부분에 있는 건강상태에서는 '1년 동안에 혹 간간히 18일은 감모의 병에 걸리고, 혹 7~8일은 끙끙 앓는 질병에 걸리며, 혹은 1~2개월은 얼굴모양이 어둡고 침침하지만, 1년 12개월에서 9개월은 형기(形氣)가 상쾌하고 건강하며 신색이 윤택하다'고 하였다.

가벼운 병증[경증(輕症)]을 가지고 사는 경우로서, 불편함을 느끼지 못하거나 반복적으로 가벼운 질병을 앓는다. 예를 들면 소아가 만성감모나 알레르기의 가벼운 상태, 성인의 위 기능 장애나 만성피로, 만성두통 등의 일부에서 있을 수 있으나 현대의료의 임상검사상 내과적 병증상태는 존재하지 않는 건강성을 유지하는 상태이다.

4) 중등도 질병상태[외감(外感)의 말분(末分)~내상(內傷)의 초분]

허약함이 나타나고 고질화되어 가는 중간상태로, 하나의 병명이 나타나는 상태이다. 동무의 평가에서는 '외감(外感)의 말분(末分)에서 내상(內傷)의 초분(初分)'까지의 상태와 유사하다.

예를 들면 만성위염, 만성비염, 만성간염 등과 중병 없이 피로가 회복되지 않을 때의 상황으로서 스스로 몸의 불건강성을 느끼어 병의원을 내원할 수 있는 상태이다. 즉, 현대의학에서 중증의 병증은 없지만 시름시름 아프고 괴로운 상태가 포함될 수 있다.

5) 중증상태[내상(內傷)]

하나의 병증이 지속되고 잘 낫지 않은 만성질병상태에 놓여 있는 경우이다. 동무는 이를 두고 '내상(內傷)'의 상태라고 하였다. 동무는 '내상(內傷)에 있는 사람은 1년 동안 혹 수십 일은 이부자리에서 신음하고, 혹 3~4개월간 얼굴모양이 살이 빠지고 초췌하지만, 12개월 중에 6개월은 형기(形氣)가 완전히 건강하고 신색이 맑고 신선하다'고 하였다. 또 '64세 때에 내상(內傷)에 있으면 70세까지 살 수 있다'고 하였으니 오늘날 노령화 장수시대에서는 내상상태라면 마땅히 잘 치료하여 경중 이상의 건강수준으로 끌어올려야 한다.

오늘날에는 중증 피로상태를 포함할 뿐만 아니라 만성위궤양, 췌장염, 폐렴, 결핵, 간경화상태, 종양, 암의 초기인 1~2기 상태를 유지할 때를 예로 들 수 있다.

안색 또한 앞서 건강수준에 비해서 확연히 변화되어 병색이 나타나 구별되는 상태로서 맥상에도 분명한 차이를 보인다. 일반적인 처치와 치료로 낫지 않아 병원을 전전할 수 있는 상황이다.

사례 1) 2008년 11월, 유방암 진단자로 좌우 난소에서 기시된 암 상태였다. 위중에 가까운 중증상태로 수술 여부와 관련 없이 잔존한 암증은 치유를 보증할 수 없었다. 1차 수술 이후 한방치료 중 호전-악화-호전을 반복하였는데 치료 중 난소부위의 암증은 소실되었으나 가슴 주변의 임파선으로 전이가 확산되었다가 줄어든 과정에서 2차 수술로 암은 종식하였다.

6) 위중[뇌옥(牢獄)]

중증으로 낫기가 참으로 어려운 상태에 처할 때로 동무가 말한 '뇌옥(牢獄)'의 상태와 유사하다. 뇌옥에 있는 사람은 '1년 동안 3개월 소생하여 건강하며 얼굴에 병색이 없다'고 하였다. 즉, 1년 중 2/3 이상이 되는 9개월간은 질병상태로 병석에 누워 있는 상황이라는 것이다. 또한 '해마다 신음하면서도 생명을 유지하는 사람이 있는데, 갑자기 어떤 질병을 앓게 되어 생명이 매우 위중하게 되기 때문에 반드시 살펴야 한다'고 하였다. 평소 건강성이 좋지 않아 흔한 감기인 독감이나 식중독, 일사병 등을 앓게 되어도 생명이 위험해질 수 있는 불량한 상태라는 것이다. 이때는 '약이 아니면 지탱하지 못한다'고 하였으니 치료를 잘한다면 생명연장과 유지가 일정 기간은 가능한 상태이다. 하지만 이 또한 오래가지 못하고 위독한 상태로 악화되니 치유는 거의 불가능한 상황이라고 보겠다.

다시 말해서 만성병증이 악화되어 중증상태로 접어들어 치료로 회복이 불가능한 병증상태인데, 예를 들면 암의 2~3기 이후 혹은 말기, 간경화 말기, 만성폐결핵으로 치료불능, 중풍의 말기, 만성신부전증, 소뇌위축증, 백혈병 말기, 만성골수염 등의 상태라 볼 수 있겠다.

7) 위독[위경(危徑)]

중증상태의 지속으로 생명력이 위축되어 풍전등화(風前燈火)와 같은 상태로, 동무의 '위경(危徑)'이라고 한 상태와 유사하다. 생명력이 절(絶)해가는 위중한 상태로서 동무는 '망양위병약(亡陽危病藥)'이라 하였고, '스스로 반년을 지탱할 기력과 체후가 없다'고 하였다. 즉, 6개월 내에 사망할 수 있는 중증의 상태이다. 혹시 약으로 잠시 좋아지다가도 도리어 제자리로 돌아가니, 위중(危重)한 불치(不治)의 상태이다.

예를 들면 암의 말기 불치의 말증상태, 어떤 질병이 악화되어 사망 6개월 이전의 말증 상태로서 기적이 일어나기 이전에는 치료 불가능한 상태이다. 맥은 미미욕절(微微欲絶)하거나 한쪽 맥이 절(絶)하여 가는 과정에 있으며 생명의 앞을 기대할 수 없는 경우이다.

사례 1) 0*년 12월, 40대 초반 여성이 3년 전 유방암 진단을 받고 수술하였다. 당시에 이미 폐로 전이된 상태로 작년에 폐절제술을 하였는데 현재 다시 폐에 전이되었으며 다리관절 및 눈 주변까지 전이된 상태로 전신성 암증 환자였다. 좌우 맥이 미약한 상태로 치료가 불가능하고 생명을 구할 수 없는 어쩔 수 없는 상태였다. 이후 4개월간 생존하였다.

* 불치의 상태

위독(危篤)의 상태에 포함될 수도 있으며 시한부 인생으로 대략 3개월 이내에 사망할 수 있는 상황이다. 이러할 때 맥은 한쪽 맥이 절(絶)하거나 절하여 가는 과정에 있다. 백약이 무효이며 어떤 방법도 기대할 수 없는 경우이니 기적도 불가능하다.

사례 1) 0*년 7월, 60대 남자로 작년 10월 구강암을 수술 받고 1개월 전까지 CT 검사상 이상이 없었다. 그러나 3주 전에 갑자기 구강 및 턱, 목 쪽으로 종양이 발생하여 양방 진찰결과 난치 불치의 상태로 진단받고 내원하여 상담하였다. 우측 척맥이 거의 절한 상태이니 선천지기의 생명력이 절하는 것은 운명을 다하는 과정에 있다.

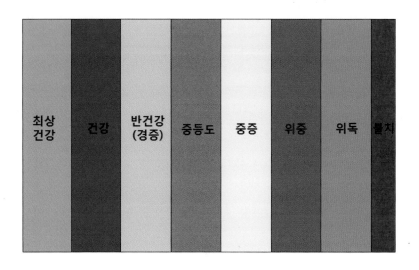

최상 건강	건강	반건강 (경증)	중등도	중증	위중	위독	불치

6. 건강레벨의 자가평가

－자가 평가할 수 있는 체질침 및 사상처방의 생체에너지 반응－

앞서 밝힌 건강레벨은 체질침 시술과 사상처방의 운용을 통해서 평가할 수 있다. 체질침(體質鍼)은 권도원 선생님이 창시한 처방으로, 8체질을 발견하고 그에 맞게 침 처방을 구성하였다. 실로 그의 처방이 생체에너지에 미치는 작용을 기 측정이나 O-Ring테스트로 검진해 보면, 한 치의 빈틈이 없이 완벽한 상황이라서 신의 작용이라고 말할 수 있다.

체질침은 단계별로 나누어져 있으며 그에 따라 생체는 반응한다. 반응을 읽어보면 건강 정도가 좋을 때부터 시작하여 경증, 중등도, 중증, 위중, 위독한 상태에 이르기까지 단계별로 침 처방이 구성되어 있음을 볼 수 있다. 체질침은 기본방을 필두로 하여 장계염증방, 부계염증방, 살균방, 활력방, 정신방을 걸쳐서 퇴행방까지 이어진다. 병이 가볍고 건강할수록 침법은 단순하고 적으며 기본방 위주에서 해결되지만 병이 깊어지고 질병이 고착화될수록 한 단계씩 침법이 가미되어진다.

침법의 처방을 1개월 이상 오래 치료하여도 그대로 계속 유지하는 경우도 있는데 이는 그만큼 그 건강상태에 그대로 머물러 있다는 것과 함께 병증이 있다면 그 상태 그대로 유지된다는 사실을 보여준다. 저자는 1995년도 체질침법을 접하고 이후 1997년 기 측정을 활용하여 체질침 시술에 완벽을 기하면서 폭발적으로 증가하는 환자를 맞이해야 했다. 이때의 치료는 앞서 제2부 제1장 '기 측정의 임상사례'에 소개되었다.

사상처방(四象處方)은 동무 이제마 선생이 창시한 처방으로 벌써 100년 전에 이룬 의업의 성과이다. 동무는 소음인의 경우 울광증과 망양증으로 나누고 각 증에서 초중말(初中末)로 분류하여 약을 무작위처럼 배열해놓았지만 실제는 처방의 약들이 단계를 이루고 있음을 기 측정을 통해서 확인할 수 있었다. 다시 말해서 병증의 깊이와 건강 정도에 따라서 처방이 구성된다. 이 또한 기 측정이나 O-Ring테스트를 통해서 살펴보면 체질침이 미치는 생체에너지의 변화와 같이 완벽에 가깝게 탁월함을 볼 수 있다. 사상의 처방 중 소음인의 처방은 특히 각 병증의 깊이, 생명수 및 건강수준에 따라서 처방도 8단계별로 구성되어 있음을 명확히 확인할 수 있다. 병증의 깊이, 건강수준의 정도에 따라서 약증이 구성되는데, 병증의 깊이와 건강수준이 중요하고 그에 따라서 약을 처방하지만, 역으로 약증을 통해서도 그의 건강상태가 어떠한지 예측할 수 있다.

PART 03

건강상태를 측정하는
대체검진방법

들어가며 – 건강상태를 진단하는 책을 발간하게 된 동기

이 책을 발간하는 근본적인 이유는 스스로 보호자의 도움을 받아서 자신의 건강상태가 어느 정도인가 인식하기를 바라는 마음 때문이다. 스스로 건강 정도를 알아 건강을 관리하고 중증에 이르기 전에 미연에 알고 중병의 발생을 방지하여 생명을 훼손하지 않도록 하자는 뜻이다. 통상 질병(疾病)의 상태 파악은 우선 양방병원의 검진을 우선시한다. 실제 그것으로 질병상태는 대부분 파악하겠지만, 더러는 중병인데도 나타나지 않으며, 검사기기이기에 심신의 건강(健康)의 상태는 전체, 전부의 상태를 파악할 수도 없고, 또한 건강수준은 알기 어려울 뿐만 아니라 아직 기질적인 병변이 발생하기 이전의 기능적인 변화상황은 나타나지 않기도 한다.

그런데 우리는 중한 질병에 이르기 전에 몸을 다스려야 한다. 왜냐하면 중증의 상태를 진단받으면 건강에 경각심을 가지고 치료에 적극적이고 생활습관을 개선하려 하지만, 이런 경우는 이미 때늦은 상태가 대부분이다. '소 잃고 외양간 고치는 격'이거나 '사후약방문'이 되기 쉽다. 중증의 질환 이전에 반건강, 혹은 중등도 이하 건강상태에서 그 상태를 파악하고 이해하여 사전에 적절한 손을 쓴다면 난치의 상태로 악화되지 않을 것이다. 어떤 경우는 조기치료를 통해서 생명을 구할 수도 있을 것이다. 오늘 한 환자는 생명을 구하고자 내원하였다. 불과 4개월 전 척추에서 뇌에 이른 암의 추정 진단을 받고 방사선요법을 시행하였는데 불치의 말증상태였다. 만약 이분이 1~2년 이전에 중증[암증]의 건강상태를 알았다면 오늘날 어려운 상태는 면할 수 있었을 것이다.

병이 10이라면 이미 10에 이른 사람도 있고, 병들기 이전의 7, 8, 9 상태에 놓여 있는 경우도 있어 반드시 이럴 경우 치료를 필요로 한다. 병증이 확연히 존재하는데 현 의료기기로 검사상 나타나지 않아 환자의 이해가 불가능한 경우가 있다. 또 심도 있는 정밀검사를 해야만 병을 알 수 있는 경우에는 본원의 치료 여부가 난감하다. 한의사로서는 어떻게든 이해시키고 설득시켜야 하는 문제가 남는다. 왜냐하면 단순히 가볍고 허약한 증상이거나 쉽게 해결 가능한 경증이라면 지금 당장 치료하지 않는다고 하여도 별 다른 문제가 없다. 그런데 아직 의료기기로는 진단되지 않지만, 중한 상태에 접어든 경우가 적지 않게 존재한다. 대략 내원자 중 매주 1~4명은 되니, 적지 않은 수이다. 지금 치료해야 한다. 그렇지 않으면 병이 깊어질 우려가 있고, 그 가운데에는 몇 년 이내에 깊어져 난치 혹은 불치의 상태에 이를 수 있다.

40대 초반 부인이 내원하였다. 환자는 생리통이 심하게 지속되어 와 그 완화방법을 찾고자 하였다. 생리통이 심하여 진통제를 상복해 왔는데 최근에는 그마저 구역감 등 약의 부작용이 있어 주사를 맞아야만 생리통을 견딜 수 있다고 한다. 그런데 진맥을 해보니 좌우 맥이 삽맥(澁脈)으로 임파선 병증[암증(癌證)]이 상중하, 삼초(三焦)에 모두 퍼져 있는 중증상태이다. 10년 전에 자궁경부암을 앓아 치료한 적이 있는 과거력과 유관하게 보였다. 그런데 최근 1년 전 광주 모 대학병원과 서울 모 병원에서 정밀검사를 받았으나 어떤 특이증상은 발견하지 못한 상태이다.

병이 중하지만 별다른 병은 없다는 양방의학적인 진단은 환자의 치료를 어렵게 한다. 아직 위중한 상태는 아니기에 치유하면 회복될 것이다. 하지만 이 상태를 방치한다면 어떤 어려운 일이 생길지 분명하다. 이런 경우에 어떻게 환자를 이해시킬 수 있을까? 어떻게 하면 환자 혹은 보호자에게 환자의 상태를 이해시키고 치료를 하고 건강관리에 신경 쓰도록 할 것인가? 이 부분에 대한 답은 O-Ring을 이용한 환자 테스트 결과를 보여주는 길밖에 없다.

환자를 진찰하여 체질과 체질병증, 약증과 침증 그리고 병인, 병소, 병의 진행과정, 향후 일어날 예측되는 상황 및 치료나 회복이 가능한 기간 등을 평가한다. 그 평가는 지난 20년간 임상경험의 결과이며, 1998년 기 측정 이후 2000년 맥진을 통한 진단능력의 함양을 통해서 그리고 4~5만 명의 환자의 경험을 통해서 가능한 것이다. 대체로 2000년부터 위의 진단은 가능하였고 그 완숙은 2003년도부터 일정하게 유지되면서 매년 세세하고 구체적으로 채워지고 있다. 이는 의업에 대한 간절하며 지속적인 정성된 마음과 바람의 대가이며, 천지신명[하나님]의 은혜로움이다. 진찰을 통해서 대략 95% 이상 건강상태의 측정이 정확히 가능하다.

① 한 친구에게 전화가 왔다. 과거에 그의 장인어른이 폐암 말기로 1개월 시한부라 하였는데 본원의 진찰로 어떤 치료를 받지 않아도 1년 이상 생존 가능하다고 하였다. 그리고 실제 그렇게 되었던 인연이 있는 친구이다. 전화내용은 동창생 한 명이 중풍[뇌졸중]이 발생하여 현재 병원 진단상 1주일을 넘기기가 어렵

다고 하는데 대학병원 중환자실에 있다고 한다. 그러니 가능성
이 있는지 꼭 가서 진찰해보라는 것이다. 대학병원에서 이미 진
단된 상태인데 다른 변수는 거의 없을 것이라고 여겨 나까지 불
치환자의 상태를 진단한다는 것에 대해 마음의 짐이 커서 핑계
를 대어보았지만 소용이 없었다. 그날 면회시간에 맞추어 가서
진찰해보니 좌우 양측 맥이 무근(無根)하여 더는 할 말이 없었
다. 집에 오는 길에 자동차 안에서 펑펑 울었다. 아무것도 해줄
수 없는 나 자신을 보았기 때문이다. 의사는 정작 생명을 살릴
수 없다. 어떤 환자도 환자가 주인이며 환자가 스스로 살아간다.
의사가 살릴 수 있는 환자란 재해나 종괴 등으로 생명이 위독한
상태일 경우에 응급수술로 구할 수 있는 경우이다.

② 병원 간호사의 부친이 며칠 전에 3차 중풍이 발생하여 근처 종
합병원에 누워계신다. 의식은 있으나 사람을 잘 알아보지 못하
고 일체의 행동거지를 거의 하지 못하는 상태이다. 병원에서는
어떤 처치를 할 수 없다고 하여 한방치료를 받고자 하였다. 나
또한 환자를 보지 않았지만 한방치료로 보호자들이 기대할 수
있는 것은 없을 것이라고 보지만 우선 진찰이나 해보자며 그 병
원을 방문했다. 뇌를 담당하는 상부의 맥은 거의 소실되어 뇌
활동은 회복불능상태라서 이제 일어날 수는 없는 상태라 여겨
졌지만 좌우 맥이 모두 유근(有根)하여 한동안 생명을 유지하는
데 지장이 없었다. 답답한 현실을 볼 수밖에 없었다.

③ 비슷한 예로 다른 한방병원 소개로 온 환자분으로 말기 암 시한
부를 넘겼는데 환자가 일체 활동은 못 하지만 살아 있었다. 보호
자는 환자가 무능한 가장으로 생활하다가 이제 이렇게 드러눕게

되어 간호 때문에 자신까지 아무 일도 못하며 생계유지와 가족 부양 그 자체가 부담되는 상황이었다. 환자는 좌우 맥이 유근(有根)하여 병은 깊지만 한동안(1~2년 이상) 생존하는 데 아무런 지장이 없는 상태였다. 그 보호자 마음을 이해할 수 있었다.

④ 이와 다른 사례인데 고위직에 있는 한 환자가 어깨통증으로 모 한방병원에서 2개월 이상 VIP 대접을 받으며 치료받았으나 호전이 없었다. 어느 날 갑자기 객혈을 하여 정밀검사를 해보니 폐암에서 기도로 전이된 상태였다. 어깨통증은 그 원인 때문에 발생된 2차적 증후였다. 무슨 방법이든 치료하고자 하였지만 한계가 존재하였다. 만약 1년 이전에 병의 중함을 발견했다면 생존기간과 치유성과는 확연히 달랐을 것이다. 물론 조기 발견하여도 어떤 치료법을 선택하느냐에 따라서 성과가 달라질 수도 있다. 1년 이전이라면 진맥상 진단이 가능할 수 있는 병의 깊이였고 장기생존의 치료가 가능할 수 있었을 것이다.

⑤ 한의사의 소개로 내원한 선생님은 만성기관지염과 천식의 난치 상태로 고생하고 있었다. 기관지염, 천식도 한방치료로 호전되어야겠지만 실제 더 깊은 병은 담도, 신장 등에 있었다. 병이 깊어 향후 치료 여부에 따라서 생사를 달리할 수도 있는 상황이었다. 이를 어떻게 환자에게 확인하여 증명해줄 수 있을까? 만약 본원을 신뢰하지 못하여 치료를 방치하면 벌어질 운명은 정해진 상황이다.

⑥ 불임환자로 왔는데 산부인과의 진단소견과 차이를 보이는 경우도 있다. 불임의 원인이 부인이 아니라 남편의 건강상 문제로 인하여 임신이 잘 되지 않고 번번이 유산되는 경우이다. 이 경우,

어떻게 증명하고 환자는 확인할 수 있을까? 어려운 현실이다.

한의원을 하다가 병원을 개원하여 5년이 지나고 있다. 그 사이 적지 않은 환자가 내원하였고 또 신규 환자들이 내원하고 있다. 한의원과 달리 병원이라서 더 높은 치료에 대한 기대를 가지고 온다. 그 기대에 부응하는 경우도 있지만 그렇지 못한 경우도 있다.

그런데 실제 임상현실에서 가장 먼저 느끼는 것은 한의학의 한계이다. 한의학의 학문과 그 치료 자체의 한계라기보다는, 현재 한의학의 진단가치와 치료성과를 오늘날의 실정에 맞게 밖으로 나타내어 증명해 보이는 데 미흡하다는 점이다. 다시 말해서, 한의학적 진단과 치료는 현대진단기기의 검사를 통하거나, 이화학적인 평가를 하지 않고는 확인할 수 있는 방법은 거의 없다. 확인해주지 못할 때 중증 환자가 스스로의 상태에 대해서 인식이 없는 경우에 환자는 치료를 방치하거나 양방병원에서 정상이라고 했으므로 오히려 한방진단을 오해할 수 있다. 불행하거나 엉뚱한 경험, 생사가 바뀌는 경험을 하는 경우도 본다.

2008년 본원에 2회에 걸쳐 입원 치료한 환자가 있다. 환자는 2007년 근처 종합병원에서 대장암 진단을 받았으나 다른 대학병원과 종합병원에서 오진이라고 하여 안심하고 있었다. 하지만 병중하고 암증(癌證)으로 추정되어, 다시 재진찰을 권유하였고 장기간 치료를 권유하였다. 하지만 환자는 치료를 기피하였다. 당시 환자는 다른 병원들을 전전하면서 치료하였다. 분명 중증이며 치료가 반드시 필요하다고 하였는데, 2009년 원인불명으로 급사(急死)하였다고 한다. 다음은 당시 보험공단에 보낸 청구메모 기록이다.

[(병원명만 삭제) 변비가 심하여 복통까지 유발, 치료되지 않아 입원(2007년 7월 ○○병원 대장암 추정하였으나 ○○대학병원 및 ○○병원에서 이상무).

장의 병변이 중한 상태로 추정(암증의 가능성 있음), 근거: 맥진 및 병증이 장기입원치료로 회복되지 않음: 정기적인 장 기능 검사 권유함(최소 6개월 단위). 치유되지 않았지만 장기입원으로 퇴원 조치함. 외래치료 권유]

물론 이화적인 검사를 통하거나 확인하지 않아도 되는 환자들이 있다. 밖으로 나타난 증상이 개선되거나 환자의 자각적인 느낌이 좋아진 경우이다. 이러한 자각적인 증상개선이 있기 때문에 현재도 우리 국민들은 한방병의원의 문을 두드리고 있는 것이다.

* 중풍(뇌졸중)을 일으켜 1개월이 지났는데 숟가락질을 잘 하지 못하고 보행 장애가 개선되지 않아 입원 치료. 1주일 이후 숟가락질을 하게 되고 1개월 이후 거의 정상인과 같이 행동개선이 이루어졌다. 한방치료가 얼마나 극적이며 훌륭한지 보여주는 사례이다(2008년 2월).

* 대상포진을 일으킨 성인 남자가 1개월간 침, 한약치료, 생활치료로 치유되었다. 단독이라고 불리는 바이러스성 질환은 근치가 불가능하다고 알려져 있으나 그렇지 않다. 병사가 소실되고, 내장의 상태가 건강해지면 치유되어 재발되지 않는다(2009년 2월).

* 두통, 어깨통증, 요통, 감기몸살, 생리통, 협통 등은 자각적인 증상이며 이는 한방 의료를 찾는 환자의 주된 증상이다. 통증치료에 대한 한방치료의 우수성은 유럽 및 미국 등 외국뿐만 아니라

한의학을 반신반의하는 국내의사들도 대체로 인정하는 바이다.

* 감기를 끼고 사는 아이가 한약복용 이후 감기에 잘 걸리지 않고 쉽게 이겨낸다. 한약복용으로 내장상태가 개선이 되어 건강해지기 때문에 일어난 결과이다.

* 불안하고 초조하며 불면불수의 수면장애, 혹은 변비나 설사, 복통 등의 증상도 자각적인 증후로서 한방치료를 받아 개선되거나 호전이 된다. 한방치료는 심혈관계 및 뇌중추신경계에 긍정적인 영향을 미치며 내장의 병증을 개선하여 염증, 궤양, 종기를 치료한다.

* 성장장애의 개선은 키가 크는 것으로, 비만은 실제 다이어트로 변화되어 나타난다.

위의 예들은 증상개선이 밖으로 나타나는 것이다. 물론 이것만이 한방치료는 아니다. 내과적인 병증의 개선에 한방치료의 우수성이 있고 미래의학으로의 존재와 가치가 있다. 물론 위의 증상개선도 내장의 상태변화에 의해서 발생한 경우가 대부분이다. 만성적인 요통이나 두통도 실제 근 신경계의 이상으로 치료뿐만 아니라 내장기능상태의 개선으로 치유되는 경우가 많다. 그래야만 만성적인 요통, 두통이 근치되기도 한다.

그런데 밖으로 나타나지 않고 자각적인 증상개선과 무관한 내과적인 질환이 훨씬 더 많다. 이러할 때 문제는 발생한다. 예를 들면 다음과 같다.

* 약간의 가슴 답답함과 머리가 다소 무거움. 가벼운 현기증상을 가진 사람이 중풍의 전조증이라면 이를 증명할 방법은 그 사람이 치료받지 않아 곧 이어 중풍이 발생했을 때이다. 그 이전에

증명할 길은 거의 없다.

사례 1) 시골에서 오신 한 40대 여성분은 어깨통증으로 왔지만 중풍전조증이라 중풍발생을 경고하였다. 치료를 무시하다 중풍이 가볍게 와서 대학병원 치료 후 다시 내원하였다. 아직 안정되지도 않았지만 재발위험이 높아 재차 재발의 경고를 하고 치료를 당부하였는데 이 또한 치료를 받지 않고 중풍이 재발되어 더 심한 상태를 앓았다.

사례 2) 50대 여성분은 뒷목이 아픈 지 오래되어 내원하였는데 중풍발생 전조증이라서 치료를 당부하였다. 치료를 받지 않았고 중풍발생 이후 본원에 와서 자신은 아무리 생각해도 중풍이 발생하리라 생각도 못했는데 어떻게 알았느냐고 반문한다. 다시 재발이 우려된 상태라서 치료를 다시 권유하였는데 몇 차례 오더니 오지 않는다.

* 중한 질환인 암은 현대의학적인 진단으로는 조기진단이 어려운 경우가 있다. 예를 들면 폐암이나 담도암, 췌장암, 신장암 등은 발견이 뒤늦게 이루어지는 경우가 있다.

사례 3) 60대 남자로 철저히 건강을 관리하는 분이라 하는데, 허리의 통증을 호소하여 진찰을 해보니 간담, 위의 병변이 중하다. 중하니 필히 치료를 당부하였는데, 양방에서는 위염치료를 하다가 채 1년도 되지 않아 간암 말기 진단을 받고 사망하였다(2006년).

사례 4) 한방진단결과는 신장암증으로 추정되어 정밀검사를 의뢰하였는데 병원진단은 갑상선암만 진단되고 그 부분만 수술하였다. 만약 그 근본처가 신장암증이라면 향후 재발되고 생명의 위협이 오지 않겠는가?(2008년)

사례 5) 한방 진단상 폐암으로 추정된 상태인데 아무런 증상은 없다. 증상이란 간혹 내적으로 힘이 빠지고 힘이 없어 살이 떨리며 간혹 숨이 쉬어지지 않는 답답함만 있다. 특별한 증후는 없다. 만약 실제로 폐암이 진행 중이고 적절한 치료를 받지 않는다면 5년 이내에 암선고와 함께 힘든 시기를 보내야 할 것이다(2009년).

* 불임환자인데 자신이 왜 불임으로 고생하는지 모르는 경우가 있다. 내장기운 중 어느 장기가 문제가 있어 임신이 잘 되지 않고 빈번히 유산되거나, 시험관을 하여도 실패하는지 모르는 경우도 있다.

  자신의 건강상태를 파악하지 못하여 난임(難妊)상태이나 어렵게 임신이 이루어지면 태아상태가 비정상으로 장애아가 태어날지도 모른다. 임신은 가능하나 남편의 정자문제로 인해 유산가능성이 있는 것인지도 모르는 경우도 있다. 실제 빈번하게 일어나는 유산은 그 원인을 미리 파악하지 못하고 뒤늦게 가슴 아파한 경우도 대부분인 것 같다.

* 밖으로 나타난 두통의 원인이 심장의 화에서 기시하는지, 간장의 울화 때문인지, 신장의 화 때문인지 모르는 경우가 만성두통 환자의 전체라고 해도 과언이 아닐 것이다.

* 어린아이들의 오장육부의 건강상태가 어느 정도인지, 정신적으로 틀어진 상태로 있는지(주의력 결핍과 이상행동 장애 등) 잘 알지 못하고 있다.

  틱을 하는 아이인데 틱이 아닌 단순 습관으로 여긴 경우나, 간질인데 유전적이어서 부모가 치료를 행하지 않아서 회복 불가능한 상태에 있는 경우, 아토피 피부질환으로 왔는데 정작 부모가 더 큰 문제를 안고 있어 이에 대한 반응으로 나타나고 있거나, 만성

중이염과 천식으로 고생하는데 단시간 이내에 호전될 상태라는 것을 어떻게 이해시킬 수 있을까?

* 20~30대에 특별한 이유 없이 중풍이 발생하거나 암이 발생하는 경우, 그 이유가 유전적인 결함에서 비롯되었을 수도 있다. 또 이와 무관하게 어린 시절부터 건강의 악화상태를 방치하고 지속하여 발생한 경우도 있는데 예방을 위해서 추정을 증명해보일 방법이 없다.

위의 사례들 중풍전조증, 암 조기증후, 불임이나 두통 등 증상의 정확한 원인, 소아 건강상태의 정도 등을 환자에게 확인시켜줄 방법은 없는가? 그 답은 있다. 그 방법 중 하나가 O-Ring테스트를 이용하는 방법이라고 생각된다.

O-Ring테스트는 한의학의 진단과 치료성과를 증명해 보이는 하나의 방법이다. 이 방법은 정통의학적인 방법이라고는 말할 수 없고 대체의료적인 테스트 방법이다. 하지만 한의학의 맥진(脈診)의 상태를 간접적으로 증명해보일 것이다.

O-Ring테스트는 누구나 할 수 있는 단순한 테스트라서 무슨 의학적인 심오한 가치와 의미가 있을까라고 저급하게 생각할 수 있다. 그런데 깊고 전문적이라는 의학적인 지식마저도 살아 있는 사람의 상태를 파악하는 데 있어서 불완전하고 간혹 오류를 갖고 있다. 이로 인해서 뜻하지 않은 오해와 사고를 불러일으킬 수도 있다. 또 간혹 병의 유무와 그 깊이, 상태를 잘 알지 못할 경우가 발생하고 그러할 때는 엉뚱하거나 불행한 경험을 하게 된다.

어느 병원에서나 일어나는 오류나 오차는 있다.

어떤 경우에는 가부, 유무의 사실 확인이 보다 정확히 필요할 때가 있다. 예를 들어 암의 유무나 중한 질병의 상태에서 사용할 치료약재의 유효성의 확인이다. 한 병원에서는 암이라고 진단을 하였지만, 다른 병원은 암이 아니라고 진단을 할 때가 있다. 또 암 수술 이후 잠재된 암이 어느 정도 남아 있는지, 재발가능성은 어떻게 되는지부터 중증이나 난치성 질환에서 치료하는 약의 기운상 유효성이 있는지를 단순하고 분명히 알 수 있을까? 이러한 상황에서 진실을 밝히는 데 유효하고 명확하며, 단순하고 분명한 생체에너지 테스트가 O-Ring테스트이다. 이 테스트는 확연히 반복적이고 지속적인 재연성을 띠며 정보를 제공해준다. 이를 어떻게 활용하느냐에 따라서 어떤 경우는 생사가 바뀔 수도 있고, 생명을 구할 수도 있다. 물론 의학적으로 깊이 있는 지식이 있어야 완벽한 이해가 가능할 것이지만, 지식이 얕아도 확인할 수는 있다.

중증 환자가 내원하였는데 한의학적 진단과 치료가치를 환자에게 제대로 설명해줄 방법이 없는데, 그의 일환으로 O-Ring테스트가 참 도움이 되겠다는 생각을 했다. 한방진단인 망진과 맥진을 통해서 오장육부나 내장의 병증이나 암증을 눈으로 볼 수 없으나 그 상태를 분별할 수 있다. 이것은 진단에서 반드시 필요하다. 현대기기로 검사상 나타나지 않을 병증[예로 암증]상태일 때 더욱 그렇다. 병증이 나타나면 뒤늦어서 어떤 치료법도 소용이 없기 때문이다.

병은 미병일 때 치료해야 한다. 왜냐하면 정작 발생하면 불치이거나 난치이기 때문이다. 중풍이 발생하면 어떻게 되는지 보자. 젊은 시절 가볍게 온 경우를 제외하고 후유장애로 평생을 조심하고 살아야 하거나 단시간 내에 사망하고 만다(중풍환자의 생존율이 5년밖에 되지 않는다는 통계도 있다). 또한 최근 급증하고 있는 암은 어떠한가? 가벼운 갑상선암, 방광암 등을 제외하고 일반 암의 경우 생존율은 채 5년을 넘기기 어렵다. 5년을 넘게 생존한다고 하여도 조기 발견하여 완치된 경우를 제외하고, 암이라는 굴레 속에서 재발이라는 두려움과 걱정에서 자유롭게 보낼 사람은 과연 몇 분이나 될까?

한의학의 장점은 미병을 진단하고 건강을 증진시켜 미병을 치료한다는 데 있다. 미병은 완숙한 병변의 상태가 아니며 아직 양방적인 진단상 병으로 나타나지 않지만 실제 병변이 진행되고 있는 반건강 상태를 말한다. 또한 암증이라면 초기~2기 이내라 하여도 양방 진단상 나타나지 않을 상태라면 미병이라고밖에 말할 수 없고 중풍 발생 4개월 이전의 중한 상태라 하여도 미병일 수밖에 없다. 이러한 다급하고 중한 상태에서 치료는 사람의 생명을 살리거나 위험으로부터 피할 수 있는 방책이다.

미병인 상태이거나 아직 현대진단기기로 나타나지 않은 병증을 O-Ring테스트를 활용하면 이를 확인할 수 있다.

제1장 O-Ring테스트란

1. O-Ring이란 무엇인가?

(다음은『O-Ring테스트』(오무라 요시아키 저)에서 발췌, 편집한 내용이다.)

O-Ring테스트는 유럽, 미국, 일본 등지에 널리 알려져 있다. 이 테스트법은 원래 1970년대 오무라 요시아키라는 일본계 의사가 뉴욕시에서 처음으로 개발하여 임상과 실험을 거듭하여 발전되어 왔다. 처음은 응용운동기능학(AK)에서 힌트를 얻었으며 연구단계에서 과학적인 요소가 뒷받침됨으로써 탄생한 테스트법이다. 이 테스트법에서는 동양의학의 고전적 장기 대표점에 수정을 가한 새로운 장기 대표점을 진단에 사용한다. 새로운 장기 대표점은 진단정확도가 높고, 압통을 느끼기 이전에라도 이상(異常)을 손쉽게 발견할 수 있다. O-Ring테스트의 결과는 종래의 검사법으로 확실하게 거듭해서 연구를 하였고 X선, CT스캔, 혈액검사, 세균배양과 그 항생 물질에 대한 감수성 테스트 등의 서양의학적인 검사법을 통해 진단의 정확도가 거듭 확인되었다. 그 결과 O-Ring테스트의 진단정확도가 상당히 높은 것으로 알려져 있다.

이 테스트법은 가령 환자의 병력과 주요 증세를 전혀 알지 못하는 상태에서도 비싼 기계와 기구를 사용하지 않고 전신의 장기 이상과 순환 장애를 발견해낼 수 있는 테스트법이다. 나아가 병의 진단검사법으로도 응용할 수 있다. 또 약물에 대해서는 그 유효성과 무효성, 독성을 판별할 수 있다. 게다가 만약 그 약물이 유효한 것이라면 적당량은 어느 정도인가 하는 것도 간단하게 추측할 수 있다.

지금까지 이처럼 간편하고 적용범위가 넓은 검사법은 없었다. 검사법 중에는 환자가 고통스러워하면서도 받아들여야만 하는 검사도 있었고, 검사결과가 나오는 데에 며칠씩 걸려서 제대로 자신의 볼일을 보지 못하는 경우도 있었다. 그러나 이 테스트법은 환자를 지치게 하지 않으면서도 검사할 수 있고, 테스트 장소에서 진단과 치료결과를 즉시 알 수 있다. 또한 치료효과의 유효, 무효 혹은 유해 등의 판정까지도 가능하다.

O-Ring테스트가 매우 설득력 있고 독특하면서도 획기적인 진단법이라고 불리는 것도 바로 이런 이유에서이다. 미국과 유럽 각국에서는 이미 많은 의사들이 이 방법을 적극적으로 임상에 도입하고 있다.

2. O-Ring테스트의 방법

(다음은 『O-Ring테스트』(오무라 요시아키 저)에서 발췌, 편집한 내용이다.)

기본적인 테스트 방법은 환자의 한쪽 손 제1지(모지)에 다른 손가락(둘째 혹은 셋째)을 붙여서 그 두 손가락으로 동글게 고리(O-링)모양을 만들게 한다.

검사자는 양측에서 이 고리를 손가락으로 벌리려고 하고 환자는 그와 반대로 저항하도록 만듦으로써 그대로 유지하려고 애쓰는 환자의 손가락 힘의 강약 정도를 판정한다.

이때 O-링이 손쉽게 곧바로 벌어지게 되면 정상이 아님을 나타낸다.

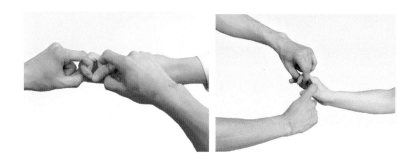

정상, 이상의 판정은 편의적으로 +4~-4까지 8단계로 나타낸다. O-링이 벌어지지 않은 힘의 센 정도를 플러스(+)라고 보아 그 수치가 크면 클수록 정상으로 간주한다. 반면에 벌어지는 것을 마이너스(-)라고 보아 그 수치가 크면 클수록 이상 정도가 큰 것으로 간주한다. 장기의 상태를 조사하려면 이상 장기 대표점에 약간의 자극, 즉 기계적인 자극, 전장 자극, 자장 자극, 전자장 자극을 첨부하면서 테스트함으로써 정상인지 아니면 이상이 있는지 알 수 있다.

약물이 미치는 영향뿐만 아니라 약초와 음식물, 알코올과 담배 등의 기호품이 신체 전반에 미치는 평균적인 작용과 각 장기에 끼치는 영향, 적량(適量)과 유해량도 조사할 수 있다. 또 서양의학, 동양의학을 불문하고 각종 치료를 받은 후 테스트를 하면 치료효과를 판정할 수 있으므로 이 과정을 완전히 소화하면 놀랄 정도로 정확하면서도 간편한 진단이 가능해진다. 그리고 이것이 치료지침이 된다는 것을 알게 된다.

3. O-Ring테스트의 습득과정

1) 8체질과 O-Ring테스트[1995년경]

O-Ring테스트는 1995년경 이명복 의학박사의 저서 『체질을 알면 건강이 보인다』가 크게 유행하면서 자연스럽게 한의사와 국민에게 전파되어 갔다. 그 이전까지 일부 한의계에서 사상의학은 단순한 건강법 정도로 여겨 경시되어 왔다. 그래서 한의사 일부만이 사상의학을 공부했다. 그런데 TV와 매스컴에 나온 영향으로 한의계는 사상의학을 전적으로 수용하지 않으면 안 되는 상태가 되었다. 그것이 한·양방의사[이명복 박사]에 의해서 전격적으로 전파된 것을 보면 한편으로 아이러니하기도 하다.

저자는 1992년 개원시절부터 사상의학과 체질의학에 관심이 많았고 주로 이 분야에 대해 공부를 하고 있었던 차라 1995년 자연스럽게 8체질의학을 접하게 되었다. 당시 사상의학은 졸업 후 1992년부터 우천 박인상 선생님께 강의를 듣고 있었다. 8체질의학은 지정옥 선생(현, 서울 공항한의원장)과 박제수 선생(현, 김포 무의도한방병원장)으로부터 먼저 접했고 이후에는 koma 강의집과 몇 차례 강의를 통해서 배철환 원장(전, 강남의림병원장)에게 배우던 시절이었다.

O-Ring테스트는 그 이전부터 국내에서 알려져 있었고 저자도 접하고 있었으나 이 무렵부터 본격적인 실험을 해보았다. 환자와 직원을 대상으로 해보았으나 별다른 큰 가치와 의미를 찾지는 못했다. 그 이유는 그때 한 테스트는 음식에 대한 에너지 반응이 위주였기 때문이다. 8체질에 따라 음식의 반응을 검사하는 것인데 지금 돌이켜보면

이는 간단하여 중요하다고 보지 못했다. 물론 어떤 경우에는 대단한 숙련을 요구하는 것이었다. 왜냐하면 음식은 기운이 평이(平易)하여 체질적인 성향으로 강하게 나타나지 않는다. 그러기에 사람들이 평소 체질과 무관하게 여러 음식을 섭취하거나 체질과 상반된 음식을 섭취해도 별다른 이상 없이 살고 있다.

당시에는 이 단순한 테스트가 무슨 의미가 있는지 몰랐다. 지금 생각해보면 테스트 자체가 손쉬워서 가볍게 평가하는 오류를 범한 셈이다. 어떤 경우는 힘이 떨어지고 어떤 경우는 힘이 들어가는데 그 원인을 정확하고 깊이 있게 알지 못했기 때문이라고 생각된다. 그만큼 의학적인 깊이와 생명현상에 대한 이해의 정도가 낮았기 때문이라고 본다. 다시 말해서 테스트 결과에 대한 습득은 그 당시 의학적인 깊이와 정도에 비추어 그 정도 수준에 머물러 있었다. 아는 만큼 보이는 셈이다.

한 친구[한의사]는 한동안 O-Ring테스트에 매달려 있었고, 여러 기구까지 만들고 구입하여 실험을 해보았다. 당시 그는 의학적인 구도자의 모습이었다. 그 무렵 나는 기공수련에 빠져 들어가고 있었기에 O-Ring테스트는 점점 멀어지고 있었다. 1998년 기 측정이 가능해지자 의학의 눈이 크게 떠지는 경험을 연속해서 하게 되었다. 그리고 한 해, 두 해 업그레이드되더니 2004년 이후에는 별다르게 큰 진전 없이도 완만한 경험을 하고 있다.

O-Ring테스트의 경험이 그 내용과 깊이는 차이가 있지만, 다시 원점으로 돌아와 있는데 그것이 다시 8체질침과 연관되니 지난 15년 전으로 되돌아온 것 같았다.

2) 쾌(快)의학과 LET

일본의 쾌(快)의학은 2004년 12월 국내에서 열린 쾌의학 세미나에 10일간 참여함으로써 접하게 되었다. 당시 전홍준 선생님[현, 광주 하나통합의원장]의 권유로 참여하게 되었다. 바쁜 진료 와중에 세미나 참석으로 진료를 10일간 못 한다는 것이 보통일이 아니었으나, 그 배움의 가치가 높다고 하여 기대를 가지고 참여하였다. 경남 함양에서 12월 20일 무렵부터 실시한 교육은 쾌요법 창시자 우류 료스케 선생님을 접하는 것만으로도 뜻깊은 좋은 경험이었다. 쾌의학을 전파하는 의도와 품성에서 깊이 신뢰할 수 있었고 저절로 머리가 숙여졌다.

쾌의학에서 사용하는 생체에너지 점검(Life Energy Test: 약칭 LET)은 O-Ring테스트를 활용하여 쾌요법에 맞게 체계화한 생체에너지 테스트로서 그 가치와 의미가 충분하다고 느껴졌다. 쾌의학은 생체점검법인 LET와 함께 소프트 단식과 생채식 위주의 식이요법을 행한다. 또한 자강술, 조체술의 운동 및 신체교정술과 요로법, 두개－선골요법 등을 통해서 건강의 증진 및 치유하는 체계를 갖추고 있다. 당시 남미에 3천여 개 이상의 쾌요법 센터를 두고 있었다.

쾌요법을 배우며 신선한 충격과 함께 한의학의 발전 가능성도 보았다. 당시 교육은 방학이라서 학교 강의실을 빌려 사용했는데, 근처 마을회관에서 기숙하면서 교육을 받았다. 함께 기숙하면서 24시간 생활하게 되어 교육자들이 자연스럽게 친해졌다. 그중에 지인 한 분이 있었는데 그분은 자연요법에 10년 이상 몸을 담고 있어 국내 자연요법의 현황을 잘 알고 있었다. 그분의 쾌요법에 대한 평가는 충격적이었으며 듣고 보니 가슴 아프지만 정확한 얘기라 생각되었다. '쾌요법은 상대적으로 다른 요법(대체, 자연)보다 우수하다고 보나 국내에서는 보급이 잘 되지 않을 것'이라고 말하였다. 그 이유가 바로 '(쾌요법이) 돈이 되지 않기 때문'이라는 것이다. 자연요법사, 대체요법사도 먹고 살아야 되는데 쾌요법은 헌신적인 봉사정신으로 정성을 다하지 않으면 이루어질 수 없는 체계를 가지고 있다. 그에 비해 무엇을 팔거나 어떤 처치를 시행하여 얻게 되는 수입원[건강식품이나 건강기구의 판매 등]이 거의 없다는 데 동감하지 않을 수 없었다. 돈이 되지 않으면 발전이 없는 것이 우리 사회의 분명한 현실이었다. 쾌요법의 우수한 가능성도 보았지만 국내 보급이 미흡하리라는 미래현실도 보았다(8년이 지난 지금 현실은 이를 증명한다).

이후 한의계에 쾌요법을 알리고자 두세 차례 공개강좌를 열어 설명하였고, 2006년도 초에는 우류 료스케 선생님을 모시고 한의사 대상 강좌를 광주에서 실시하기도 하였다. 주로 환자에게 권하는 것은 환자의 필요에 따라 요로법과 소프트 단식법이며 현재 Daum 카페 newdoctor[건강나눔터]에 자강술과 소프트 단식, 요로법, 온열요법 등 쾌요법 관련 건강자료로 만들어놓았다. 또한 본 책도 쾌요법의 LET를 소개하는 연장선에 있다고 볼 수 있다. 다만 여기에서는 한의학적 가치와 의미, 방법을 위주로 활용방향을 설명하고 있다.

■ 참고: 쾌요법 자료는 책『유쾌한 쾌요법』참조

3)『의식혁명』과 근력테스트, 그리고 운동신경학

2000년 의식개발코스, 다시 떠오르기[아봐타] 교육을 접하면서 책『의식혁명』을 보게 되었다(이하 책은 『의식혁명』을 말한다). 당시에 동양의 고전이자 경전인 사서를 다시 보면서 그것을 토대로 건강해설서를 기록하여 당시 한의원 소식지에 '경전에서 건강 찾기'로 소개하고 있었다. 마하트마 간디의 글 『위대한 영혼의 스승이 보낸 63통의 편지』(지식공작소)와 『신과 나눈 이야기』(아름드리) 등을 읽으면서 영적인 진화와 의식의 문제에 관심이 깊어지고 있었던 차였다. 특히 아봐타를 통해 특별하고 분명한 의식혁명의 경험을 한 이후, 이 책은 내게 신선한 충격과 동시에 깊은 이해를 하는 동기부여가 되었다.

내게 이 책은 정직을 생각하게 했다. 근력테스트를 통해서 의식의 수준을 분류하여 나눈 척도는 우리가 무엇이 실제이며 가상인지, 무엇이 진짜이고 가짜인지, 무엇이 옳으며 무엇이 틀린지를 분명하고 정확히 알려준다는 점에서 큰 공감과 함께 감동을 받았다. '이것은 정말 대단한 것이다. 내가 자손들에게 물려줄 책 10권 중 하나가 될 것이다'라고 생각하였고 대략 8년이 지난 지금도 그 마음은 변함이 없다. 왜냐하면 실패하지 않는 삶을 영위하는 데 작지만 분명한 나침반이 되어 줄 것이라고 믿어 의심하지 않기 때문이다. 우리는 자주 거짓에 속고 거짓 속에 살기 때문에 올바른 판단을 할 수 있는 나침반이 필요한데 『의식혁명』은 그것을 수행할 가능성이 있어 보였다.

정신과 마음은 정직하고 올바른 것을 추구하지만, 언제나 옳은 결정을 하는 것은 아니며 항상 바른 판단만을 하는 것이 아니다. 어떤 경우는 엉뚱하게 오해하고 어긋난 길과 방법을 선택하고 잘못된 처방을 받기도 한다. 적어도 이 근력테스트를 활용하면 거짓과 어긋나거나 불합리한 생각과 결정을 하지 않을 수 있다고 보았다. 좋지 않은 문제는 극히 최소화될 수 있다. 삶에서 엉뚱한 결정과 판단을 하지 않는다면 우리는 모두 함께 공유하는 성공한 삶을 영위할 수 있을 것이다. 하지만 복잡하고 다단한 삶의 과정에서 간혹 잘못된 선택을 하고 뒤늦게 후회하기도 한다. 『의식혁명』은 근운동신경학의 근력에너지 테스트를 기초로 하여 의식수준을 0~1000으로 나누어 설명하고 있다. 보이지 않는 의식의 수준을 분류할 수 있다는 것을 보여줄 수 있는 것처럼 O-Ring테스트는 물질적인 몸의 상태도 어느 정도 측정할 수 있다.

4) 한 한의원의 견습과 O-Ring테스트

2006년도 한의원에서 새로이 병원건축과 개원을 준비하면서 무엇인가 하나를 더 채우고 싶은 마음이 있었다. 그 바람대로 기회가 왔다. 현실은 진실로 원하면 문이 열리는 것을 곧잘 경험하곤 한다. 기회는 서울의 한 한의원(청명한의원, 현재 소우주한의원: 조기용 원장)을 견습하게 된 것이다. 한 분야의 최고를 만났다는 것은 설레는 일이다. 서울까지 왕복 10여 회, 짧은 시간이었지만, 배움은 항상 그 대가를 준다. 그분은 위저드를 경험하였고, 한의학의 추나요법에서 경추교정의 1인자였다. 대학시절 어려운 질병과 고통의 과정에서 바른 먹거리인 자연식의 중요성을 체득하고, 몸소 척추의 바른 자세와 경추 및 턱관절 추나교정의 의미와 가치를 누구보다도 잘 알고 있는 분이었다. 여기서 실시한 O-Ring테스트는 환자에게 분명하고 명확히 전달되는 도구였고 그 테스트의 가치는 충분하다고 여겨졌다.

그때까지 나에게는 O-Ring테스트나 LET까지 문제의식과 해결점을 찾는 데 중요한 도구로서 짧고 강하며 분명하게 전달되지는 못하였던 것 같다. 환자에게 무엇인가 정보를 제공하고, 알릴 수 있는 방법은 되지만 환자가 그 가치를 미흡하게 생각할 때 하지 않음만 못하다고 여겨졌다. 또 환자보다 내가 환자에 대해서 아는 것이 더 중요하다고 생각하였고, 망진과 맥진을 중심으로 진찰하여 환자의 상태를 아는 데 별다른 어려움이 없었던 것도 작용했다. 그래서 O-Ring테스트의 활용을 생각해보지 않았었다.

그러나 한의원 견습을 하면서 활용하기 나름이라는 점에서 어떻게 활용하느냐에 따라 환자에게 더 신뢰가 될 수도 있고, 좋은 도구가 될 수 있다고 확신하였다. 특히 한의학적 진단가치와 치료의 효율성을 파악하는 도구로서 가치가 있다고 보았다. 현대의료기기로 나타나기 이전 상황에서 환자의 상태에 대해 환자의 주관적인 판단과 생각 이외에 환자나 보호자가 간접적으로나마 분명히 느낄 수 있고 평가할 수 있는 방법이다. 그 뒤 환자들에게 간혹 O-Ring테스트를 활용해 몇 가지 정보를 전달해주고자 하였다. 이렇게 O-Ring테스트와 관련한 책을 쓰게 된 것도 한의원의 견습으로 O-Ring테스트를 적극 활용하게 된 덕이다. 이곳 견습이 없었다면 그동안 알고 있었던 내용이지만, 아직까지 O-Ring테스트를 잘 활용하여 보지 않았을 것이다.

4. O-Ring테스트에 대한 이해

1) O-Ring테스트의 이해 (1)-가치

어떤 이에게는 O-Ring테스트는 전혀 필요가 없다. 건강한 사람의 경우이다. 정말 건강성이 넘치고 충실한 사람은 의학도 의사도 필요 없겠고 O-Ring테스트도 필요 없다. 그에 따라 가치도 없다. 또한 분명하고 정확한 건강상태를 파악하고 있는 경우에는 그 어떤 진단이나 측정의 도구가 필요 없으니 당연히 O-Ring테스트도 가치 없는 것에 불과할 것이다. 그 반대로 생명의 시한이 얼마 남지 않은 사람에게도 별다른 가치는 없어 보이지만 오히려 회복 불가능한 상태를 보다 분명히 예측하는 일이 될 수 있다.

의학적인 도구인가 아닌가 논하기도 어려운 부분이지만 하나의 대체 검진법으로 볼 수 있다. 의학적인 검사방법인 혈액검사나 방사선 검사는 결과가 분명히 나타나서 인체의 건강상태의 모습과 반응을 보여주는데 O-Ring테스트는 그저 힘이 없거나 더 나거나 하는 정도로 무슨 가치가 있느냐고 여길 수 있다.

O-Ring테스트는 근력테스트로서 인체반응검사이다. 혈액검사나 방사선검사처럼 눈으로 보여주는 것이 없으므로 의학적으로 과학적인 근거가 미약해 보인다. 하지만 실은 그렇지 않다. 오늘날 혈액검사 등 각종 의료기기로 검사하여도 건강 정도와 수준, 병인의 상태를 검사할 수 없다. 암의 진행상태를 모두 진단할 수 없으며, 중풍의 전조증이나 소아신경장애와 문제의 장기에 대해서 정확한 상태 파악이 불가능하다. 그렇지만 O-Ring테스트는 생체에너지 테스트로 물질적인 상태가 갖는 에너지장을 파악하여 그 물질적인 상태를 추론한다. 다음과 같은 경우에 O-Ring테스트가 유효하다.

실제는 위암 말기인데 병원에서는 초기인 줄 알고 수술을 앞둔 경우가 있다. 수술 이전에 그 상태를 어떤 방법을 통해서든 알 수 있다면 결과는 많이 달라진다. 또 위궤양인 줄 알고 수술할 예정인데 실제는 위암 말기에 근접한 상태라는 것을 알 수 있다면 그 경우에도 필요할 것이다. 또한 자신이 단지 전립선비대증인 줄 알고 있는데 암증이며 진행 중에 있다는 것을 아는 경우도 있다. 환자 자신이 건강한 줄 알고 있는데 실제는 (양방 검사상) 나타나지는 않지만 이미 병중한 상태로 진행 중이라는 것을 지금 알 수 있다. 불임의 상태인데 임신이 가능한 줄 알고 번번이 시도하는 경우, 아이가 중한 질병상태로 방치되고 있는 상황, 이 모두의 가정은 실제 임상사례이다. 이런 여러 상황을 미리 간접적으로나마 확인하고 점검할 수 있다. 그것이 O-Ring테스트를 통한 생체점검에서 가능하다면 그 가치는 어떤 경우에는 생명을 구하는 기능을 하게 될 것이다.

재발 암의 잠재된 암증을 발견하여 치유해서 생사의 고비를 넘기는 계기가 될 수 있다. 시험관 시술을 시도하거나 임신이 되었는데 유산이 되거나 기형아를 출산하는 등의 원치 않는 임신을 예방하는 기능을 할 수 있다. 또 어떤 경우에는 만성적으로 허약하게 살아갈 운명을 보다 건강하고 보다 나은 삶을 영위할 수 있는 한 인생의 질을 바꾸는 계기가 될 수도 있다. O-Ring테스트를 누가 어떻게 활용하느냐에 따라 활용의 가치는 천지의 차이가 될 것이다.

의사 자신이 아는 의학적인 지식과 치료가치 이외에도 다른 부분이 필요하다고 여겨질 때 하나의 대안이 될 수 있을 것이다. 자신이 보는 현미경 속과 방사선 필름 속에만 진실이 있다고 믿어 의심하지 않으면 할 말이 없지만, 그것으로 아주 조금 부족할 때가 있다는 점을 인정한다면 하나의 대안으로 O-Ring테스트는 길을 열어줄 수 있다. 왜냐하면 첫째는 있고 없고가 분명하고 둘째는 언제나 거짓 없이 반응한다는 점이다.

2) O-Ring테스트의 이해 (2)-정확성

O-Ring테스트를 접한 사람 가운데 O-Ring테스트가 정확하지 않다는 것을 말하는 경우를 본다. 이는 잘 알지 못하기 때문에 나타난 오해라고 본다. 우리 몸은 있는 그대로 반응한다. 만약 강한 거부를 가진 경우라면 그 반응은 그대로 나타난다. 또한 미미하게 가진 경우라

면 미흡하게 반응한다. 대체로 미흡한 반응, 즉 힘의 근력검사에서 힘의 미흡한 반응에 의해서 애매하고 모호하다고 말할 수 있다. 이런 경험을 한 사람은 정확성을 의심할 수 있다. 그런데 그것이 1차 생체 반응이다. 애매하고 모호한 이유는 원래 그렇게 힘의 근력차이가 없는 경우이거나 검사자가 제대로 O-Ring테스트를 활용하지 못하기 때문이다.

저자의 경험에서 볼 때 오링은 어떤 경우든지 반응한다. 반응하지 않은 경우는 반응하지 않을 조건이 있기 때문이며 우리가 필요한 정보를 확인하고자 한다면 확인할 수 있다. 또 반복재연이 수백 번 언제든지 가능하다.

어떤 조직이나 약재, 기구, 사람들에 대해서 인체의 몸은 좋냐 나쁘냐에 분명하게 반응한다는 것이다. 그리 좋지도 않고 나쁘지도 않은 경우에는 그렇게 반응한다. 문제가 심각하면 심각한 만큼 반응하고, 견딜 만하면 견딜 수 있을 만큼, 그리고 드물지만 속이고자 한다면 속일 수 있게 반응한다.

임신부도 소아도 노인도 암환자도 모든 경우에서 에너지의 긍정과 부정의 반응은 일어난다. 사람의 몸은 거짓 없이 정확히 반응한다. 그이유는 생명체로서 긍정적인 삶의 방향을 지향하여 몸에는 심신의 영적인 존재로서 좋고 나쁨이 분명하게 존재하기 때문이다. 몸은 생명을 유지하기 위해서 몸에 좋은 것에 몸은 좋게 반응한다. 단순하다. 좋은 것이 좋은 것이다. 몸이 부정직하게 반응하면 어찌될까? 불건강과 건강악화로 치달을 수 있다. 불행의 씨앗이다. 세상이 항상 밝고 유익한 것만 있는 게 아니라 우리의 몸도 정신도 마찬가지로 항상 건강과 올바름만 존재하지는 않는다. 그에 대해서 몸은 말을 해준다. 이런 점에서 몸은 거짓을 거짓으로 반영하여 거짓을 모른다. 어떤 경우에는 우리의 이성과 마음보다 몸이 더 정확하다. 아니 언제나 한결같이 몸은 정직하게 반응한다. 정확성은 O-Ring테스트에서 나온 것이 아니라 우리의 몸 자체에서 나온다.

3) O-Ring테스트의 이해 (3)-과학성

과학성이란 '과학적인 면에서 본 정확성이나 타당성'이다. 그럼 과학이란 무엇인가? 심오한 질문처럼 느껴지지만 우린 과학적인 산물에 둘러싸여 있고 유치원 때부터 과학을 접하고 있다. 과학에 대한 인터넷 자료를 보면 다음의 구절이 있다. "'과학'이라는 단어는 여러 가지 의미로 쓰이고 있다. 경험론에 의하면 과학적 이론은 객관적이고, 경험적으로 검증 가능하고 예측할 수 있어야 하는데, 그것은 경험적인 결과들이 가능한 한 반론되거나 확인되어야 함을 의미한다. 반대로 과학적 실재론은 과학을 존재론의 용어로 다음과 같이 정의한다: 과학은 그를 둘러싼 환경과 인과관계 사이에 있는 현상과 존재를 확인하려는 시도이다"라고 하였다.

O-Ring테스트는 아주 단순하고 명쾌하여 연구대상이 아니라고 여길 수 있고 실제 깊이 연구할 가치도 없다고 여길 수 있다. 저자 또한 오랜 시간 너무 손쉬워서 그리 가치 있게 여기지 않았다. 하지만 O-Ring테스트는 단순하고 명쾌하게 객관성, 검증가능성, 반복 재연성을 띤다. 현대 과학적인 진단상태와 유관성 등을 가지고 그 내면에는 심오한 이치와 법칙을 담아내고 있다.

① 객관성을 가진다

　A) 누구나 가능해야 한다. 오링을 배우면 7살 아이도 중간자의 테스트가 가능하다. 일반인은 정신적으로 안정된 상태가 유지될 때 보다 더 정확하지만 양손이 정상인 분이라면 배우면 바로 가능하다.

　B) 시간과 공간의 제약 없이 어디에서도 가능해야 하고, 그 검사결과가 동일하게 나와야 한다.

　밤과 낮, 식사 전과 후, 치료 전과 이후 다소 차이는 있지만 기본적으로 사람이 가진 에너지상태는 당일은 동일하기 때문에 일정하게 유지된다. 또한 국내에서나 국외에서 어느 장소이든 에너지레벨은 동일한 선상을 유지한다. 그래서 그 검사결과가 일정하게 유지된다.

② 검증 가능하다

　검사자가 어떤 사람이라도 일정하고 (몇 시간 교육을 받으면) 동일하게 검사결과가 나온다. 연속해서 중간자가 변경되더라도 오링의 검증을 반복적으로 수천, 수만 번 해도 동일한 선상을 유지한다.

③ 현대의학과 직접 연관성이 있느냐의 문제

　O-Ring테스트를 개발한 사람은 오무라 박사로 현대의학의 정통의사이다. 그의 연구는 현대과학 및 의학에 기초를 두고 이루어졌다. 내장기운의 에너지레벨 검사를 실시할 경우에는 내장질환의 유무와 경중, 상태는 O-Ring테스트에 직접적으로 영향을 준다. 현

대과학(의학)이 발전할수록 O-Ring테스트도 그 테스트의 의미와 가치가 더 높아진다. 최근 의학의 발전으로 O-Ring테스트의 의미와 가치에서 불투명성은 많이 소실되었고, 그 가치가 더욱 분명해졌다.

☆ 누구나 가능하고 언제든지 재검진 가능하고, 현대의학적인 검사결과와 관련해서 검증도 가능하다. 검증테스트를 실시한다면 그 내용이 무엇을 의미하는지 알아야 한다. 반응하는 근력을 단순히 생각해서는 아무것도 얻을 것이 없다. 그러기 위해서는 1차적으로 근력테스트의 의미와 가치를 알아야 하고, 우리 몸이 왜 그렇게 반응하며, 어떤 상태에 있기 때문에 반응하는지 이해를 해야 한다. 또한 그 의미와 가치를 잘 알려면 그만큼 좀 더 깊이 우리 몸에 대해서 공부가 필요하다.

제2장 한의학 진단에서 O-Ring테스트의 활용

1. 자신이 알아야 할 건강상태

1. 나의 건강상태는 어떤 것인가? 알레르기 비염을 앓거나 위염, 당뇨, 혈압이 있다. 질병의 이름[병명]을 아는 것이 대부분이고 그 외에 간혹 체질 상태나 체질적 허약 유무 정도일 것이다. 그것만으로 족할까? 문제는 병이 10이라면, 10에 가까이 가 있는 자신의 건강상태를 모르며, 오장육부의 병증상태를 파악하지 못한다는 것이다. 그리고 무엇을 어떻게 처치해야 할지 몰라 결국 10을 넘어서 뒤늦게 진단되면 죽기 아니면 살기로 병마와 싸워야 하는 일에 처한다.

스스로 자신의 건강상태를 알 수 있는 사람은 드물다. 특히 특정 질병의 유무와 정황, 병세를 아는 경우는 극히 드물다고 해도 과언이 아니다. 건강과 의료의 전문가인 의사들도 다른 사람[환자]의 건강상태는 진단하지만, 자신의 건강상태를 파악하기는 거의 불가능하다. 하지만 자신의 건강 정도를 체크하는 방법이 있다. 물론 다른 분[전문가≒의사]의 도움을 필요로 한다. 약간의 도움을 받으면 구체적인 병의 유무와 정황을 이해할 수도 있고, 전체적인 건강수준이나 정도를 알 수 있다. 질병의 유무도 중요하지만 전체의 건강 정도와 수준의 파악도 중요하다. 예를 들면 건강 정도로 중풍, 심장병, 암, 간경화, 신부전증 같은 중병의 상태 이전(以前)에 전조(前兆)상태를 파악할 수 있다. 또한 중풍이나 암을 경험한 경우, 재발(再發) 가능성이나 잠재(潛在)된 암증(癌證)도 어느 정도 확인할 수 있다. 그것은 한의학의 맥진을 통한 진단을 통해서 얻어진 결과를 바탕으로 환자 혹은 보호자의 O-Ring테스트를 통하여 가능하다.

오늘날 건강상태는 현대 의료기기를 통한 건강검진을 우선으로 손꼽을 수 있다. 그것 이외에 다른 부분은 전혀 고려하지 않고 있다. 과거에는 종교가 절대적으로 군림했다면 현재는 의학이 그 자리를 차지하고 있다. 이렇게 우리는 현 물질의학의 건강검진을 절대시하여 그 이외 다른 변수를 고려하지 않는다. 그런데 정말 현대의료로 우리의 건강상태를 다 아는가? 이것 외에 다른 방법으로 더 깊이 건강상태를 체크할 수는 없을까? 건강검진을 통해서 무병하다고 한 사람이 1~2년 이내에 중병의 진단을 받고 사망하기도 한다. 이런 경우는 아무런 이상을 발견하지 못한 진단이었지만 확인하기 어려우나 실제 중병의 상태가 존재한다. 다시 말해 현대의료기기로 완벽한 진단을 하지 못한다. 물론 현 의료체계에서 건강검진은 과학적인 기술을 바탕으로 시·공간을 통해서 객관성을 갖는다. 그러하기에 국가의료로 막대한 의료예산이 투입되어 전 국민을 건강검진하고 있다. 다만 완벽하거나 전부를 파악하는 것은 아니라는 것이다.

일반 건강검진을 통하지 않고 자신의 건강상태를 알아보는 방법이 한의학의 사진(四診)의 진찰이 있다. 그 외에 검증된 대체검진법의 하나는 O-Ring테스트를 활용하여 간접적으로 건강상태를 체크하는 것이다. 건강검진을 통하여 아무런 이상이 없다고 한 경우, 그 가운데에는 간혹 깊은 병변이 있어 밖으로 드러나지 않아 중한 경우도 있다. 이러할 때 현 건강검진의 보완으로 다른 건강점검법이 필요하다. 또한 중병, 난치성 질환자의 경우에는 어떤 치료의 전후 상태를 파악하여 정말 효과가 있는지, 별다른 효과가 없는지, 오히려 건강을 악화시키는 불상사가 있는지를 빠른 시간 내에 확인하여 그 치료를 지속할 것인지의 여부를 결정해야 할 경우가 있다. 뒤늦게 악화된 상태를 알게 되면 지속된 부작용과 후유증으로 인해 아무것도 얻을 수 없다. 이러한 상태를 한의학 맥진과 O-Ring테스트를 활용하여 점검한다면 사전에 진단할 수 있다. 그러므로 예방적 처치를 할 수 있고 어떤 경우는 생명을 구할 수도 있다. 현재 존재하는 상태를 두고 분명 가능한 상태의 진단을 통해서 현재 자신의 장부(臟腑)상태가 어느 정도 건강하며 어떻게 처치해야 하며, 무엇을 주의해야 할지 알 수도 있다.

2. 한의 진단소견을 토대로 한 생체테스트의 과정

건강레벨을 점검하는 것은 손쉽고 단시간 내 가능하다. 그 이유는 수만 명의 진찰과정과 10년 이상의 임상경험의 검증과정을 통해서 확연히 진단을 할 수 있기 때문이다. 사진(四診) 특히 맥진(脈診)을 통해서 1~8에 이른 건강수준의 정도[건강레벨]를 판별할 수 있고, 각 체질에 따른 단계별 침과 처방을 보좌하여 환자-보호자를 통해서 환자의 건강레벨을 O-Ring테스트를 통해서 확인시켜줄 수 있다. 단 10분 이내에 진단될 수 있으며, 환자-보호자를 대상으로 하여 테스트를 마칠 수도 있다.

테스트 과정

① 사진(四診)을 통해서 건강수준과 정도를 파악한다.

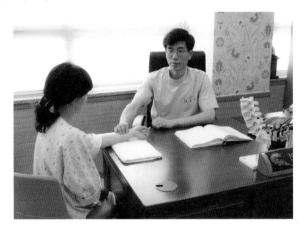

② 이를 근거로 단계별 침과 처방을 구분한다.

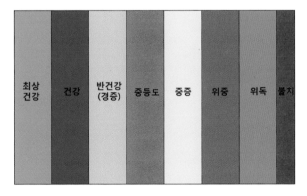

③ 맥진을 통해 파악한 상태를 기반으로 하여, 환자－보호자를 대상으로 O-Ring테스트를 통해서 어떤 장기들이 문제가 있는지 확인시켜준다.

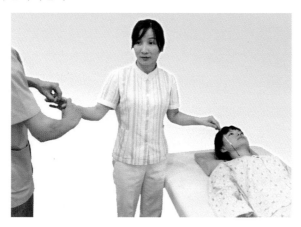

④ 평가된 침을 환자에게 시술하거나 적합한 약 처방을 몸에 부착하거나 복용한다.

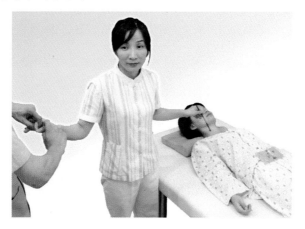

⑤ 다시 환자-보호자를 대상으로 O-Ring테스트를 통해서 문제된 장기의 에너지가 100% 가까이 충실해짐을 확인한다.

⑥ 평가된 침 단계와 약 처방의 단계가 나타내는 건강수준이 어떤 상태인지를 설명하고 이해하도록 돕는다.

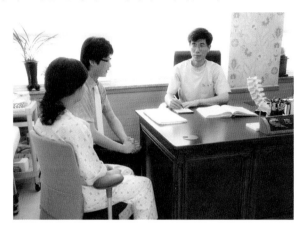

진단은 쉽고 단순하지만 이를 명확히 규명할 수 있었던 것은 지난 10년 이상의 연구와 노력의 과정을 필요로 하였다.

테스트 결과의 정확한 이해 필요

이러한 단순하고 짧은 테스트 결과를 제대로 이해하는 일이 중요하다. 대체로 건강한 사람이라면 테스트 유무나 결과와 상관없이 삶에서 문제될 것이 없다. 하지만 어떤 질병을 갖고 있는 환자나 이미 중증에 놓인 사람이라면 이 테스트의 이해 정도에 따라서 치유나 생사의 여부가 달라질 수도 있다.

테스트를 통해서 알게 되는 이익

① 내가 어떤 건강수준의 상태[건강레벨의 정도]에 있는지를 알게 된다.

② 나의 사상 및 8체질을 정확히 알 수 있다.

③ 건강한 사람이라면 정말 건강한 것인지 확인할 수 있다. 또한 앞으로 어떤 생활을 해야 건강성을 유지할지 알게 된다.

④ 불건강한 사람이거나 병든 사람이라면 어떤 장부(臟腑)에 문제가 있으며, 그 정도의 심각성을 파악할 수 있다.

⑤ 난치성 질환자, 중증환자라면 내가 어떤 상태에 있기에 난치성 혹은 중한 상태이며, 어떤 치료법으로 효과적인 성과를 가져올 수 있을지를 가늠할 수 있게 된다.

⑥ 자신에게 적합한 치료와 건강법, 건강식품을 구함으로써 효율적인 성과를 나타낼 수 있고, 불필요한 부작용이나 낭비를 사전에 방지하여 원천적으로 예방할 수도 있다.

⑦ 필요에 따라서 원천적인 질병의 근원장소[병인(病因)의 병소(病所)로서 기시(起始)한 장소이자 건강상 가장 좋지 않은 장소]를 파악할 수도 있다.

테스트 방법의 구체적인 실례

1) 보호자를 중간자로 하여 실시한 O-Ring테스트의 실례

사례 1) 갑상선암 수술자로 재발방지를 위해서 진찰차 내원하였다. 환자는 한방 진찰상 갑상선 주변의 임파선 병증과 간담(肝膽)에 병증이 유지되고 있어 재발은 시간문제였고 치유가 필요하였다. 환자의 보호자를 통해서 환자의 병소와 병변의 상태를 대략적이나마 확인시켜줄 필요가 있어 O-Ring테스트를 활용하여보았다.

(테스트 1) 환자의 진찰－진맥상 좌측 2지의 강침안시(强沈按時) 세삽(細澁)한데 맥상 지(指)의 중간부위에 촉지되어, 그 부위가 간담(肝膽)에 해당되어 수술환자가 그 주변 임파선 병증뿐만 아니라 간담(肝膽)에도 병증이 존재함을 말해준다.

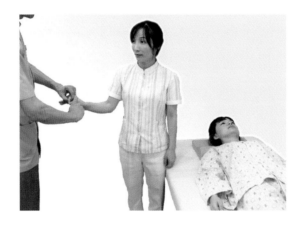

(테스트 2) 환자의 보호자를 대상으로 하여 O-Ring테스트를 시험하여 본다.
(테스트 3) 환자 보호자로 하여금 갑상선 주변과 담낭(膽囊)도 생체에너지가 크게 떨어져 있음을 시험케 한다.

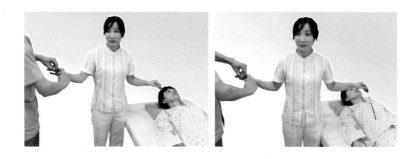

(테스트 4) 환자의 상태에 합당한 체질별 단계처방을 몸의 하단전 부위에 감촉시켜 놓고 보호자를 중간자로 한 테스트에서 갑상선 주변 임파 및 담낭 부위 생체에너지가 테스트 이전(테스트 2)과 동일하게 회복됨을 보인다.

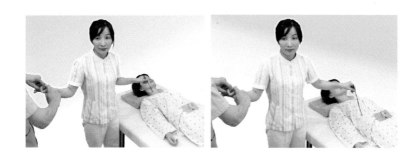

(테스트 5) 보호자를 중간매개자로 한 테스트에서 약물 신체 접촉 반응으로 에너지상태가 정상화되었으나 임파선암 사진 및 담낭암 사진의 접촉반응에 의해서 다시 에너지가 급격히 떨어짐을 확인하여 볼 수 있다.

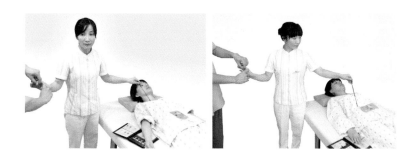

2) 환자 스스로를 대상으로 하여 실시한 O-Ring테스트의 실례

사례 1) 다음은 환자가 스스로 자신의 병소와 병증의 깊이 정도를 확인하여 보는 방법이다. 예로는 갑상선 수술을 하였는데 병증이 갑상선 주변 임파선뿐만 아니라 난소에도 병증이 존재한 경우이다.

(테스트 1) 환자의 진찰－진맥상 좌측 3지의 강침안시(强沈按時) 세삽(細澁)한데 맥상 지(指)의 중간부위에 촉지되어, 그 부위가 여성의 경우 난소에 해당되어 갑상선암 수술환자가 그 주변 임파선 병증뿐만 아니라 좌측의 난소에 병증이 존재함을 말해준다.

(테스트 2) 환자를 대상으로 하여 O-Ring테스트를 시험하여 본다.

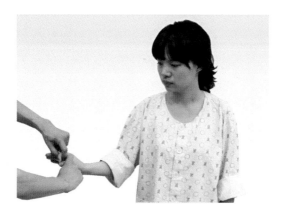

(테스트 3) 환자로 하여금 갑상선 주변과 난소도 생체에너지가 크게 떨어져 있음을 시험하게 한다.

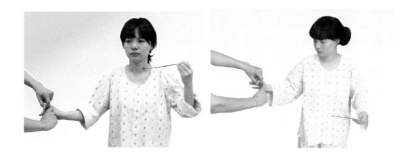

(테스트 4) 환자의 상태에 합당한 체질별 단계처방을 몸의 하단전 부위에 감촉시켜 놓고 갑상선 주변 임파 및 난소 부위 생체에너지가 테스트 이전(테스트 2)과 동일하게 회복됨을 보인다.

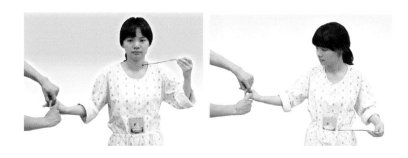

(테스트 5) 약물 신체 접촉반응으로 에너지상태가 정상화되었으나 임파선 암 사진 및 난소암 사진의 접촉반응에 의해서 다시 에너지가 급격히 떨어짐을 확인하여 볼 수 있다.

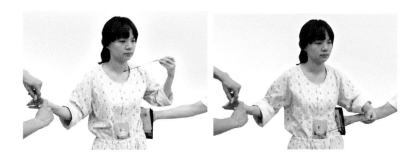

■圓 참고

① 이때 정상인의 경우에는 에너지 반응변화가 존재하지 않는다.

② 맥진상태뿐만 아니라 침증, 약증으로 그 병증의 깊이를 보아 치유가능성도 예측할 수 있다.

③ 한 가지 추가 테스트를 통해서, 난소에서 기시된 갑상선암이었는지 예측도 가능하다. 만약 난소에서 기시된 경우라면 미발견 암으로서 잠재된 암이며 앞으로 지속되어 발생할 암의 근원처이다.

3. 생체테스트를 제대로 이해하기 위한 조건

1) 건강레벨에 대한 이해

앞서 사람마다 타고난 생명력과 후천적인 삶의 과정에서 형성된 몸 상태는 내장인 오장육부, 뇌의 원기, 생명력에 의해서 건강성의 정도, 즉 건강수준의 차이[건강레벨]가 있음을 밝혔다. 이를 잘 이해해야 할 필요가 있다. 자신이 어떤 수준의 건강레벨에 놓여있는지 측정할 수 있는데 그 측정한 건강지수가 무엇을 의미하는지 자세히 이해해야 한다.

또한 건강레벨은 1~8단계 혹은 1~10단계에 이르는 건강 정도로서 치료와 치유, 생활에 따라 변화될 수 있다는 사실도 알아야 한다. 현재 내 상태의 건강지수는 변화가 가능하다는 것이다. 특별한 치료를 하거나 노력을 하지 않으면 고정되는 경우가 대부분이다. 예를 들어 5단계[중증(重症)]에 머물러 있다고 하여도 현대의학적인 진단상 아무런 병변을 발견하지 못할 수도 있지만, 적절한 치료나 건강증진을 위한 환골탈태의 노력을 한다면 단 2개월 전후에 4단계[중등도]로 증진될 수도 있으며 그 이상 3단계[경증(輕症)]의 상태까지는 회복 가능할 수 있다.

건강의 정도가 5단계[중증(重症)] 이하에 머물러 있다면 반드시 치유하여 회복되어야 하니 만성이 기시하여 악화되면 생명에 위협이 될 수도 있다. 이런 분을 위해서 이 책이 의미가 있다.

2) 사상처방과 체질침의 반응에 대한 이해

건강레벨은 침 및 약 처방에 의해서 대리 측정이 가능하다. 그 사유는 우리 몸의 에너지의 상태가 O-Ring테스트를 통해서 보면 허실 (虛實)로 나타나는데, 그 상태에 합당한 약·침의 처방으로 생체에너지가 그 자리에서 정상화됨을 확인할 수 있다. 이는 검진과 동시에 치료의 방법과 가능성을 확인하는 것이기도 하다.

체질 약과 침 처방의 단계는 곧 장부의 병증 단계와 같이함으로써 전인적인, 전신적인 처방의 구성으로 보인다. 예를 들어 환자가 만성 췌장염증의 증후에서 췌장(-3), 신장(-2), 대장(-1)의 상태로 에너지장이 있어도, 그에 합당한 체질침과 약은 췌장뿐만 아니라 신장, 대장 등의 에너지상태를 정상화한다. 또한 체질침과 약에는 건강레벨과 같이 단계별로 분류되는 상태가 존재한다는 것을 확인할 수 있다.

3) O-Ring테스트 및 건강레벨의 한계

모든 것은 한계를 가지고 있으며 오차 또한 있을 수밖에 없다. O-Ring테스트 또한 마찬가지로 한계가 명확하다. 뒤에 정리되었지만 여기서 간략히 밝히면 다음과 같다.

① 의식의 상태를 파악하지 못한다

마음의 상처나 정신적인 상처의 기운을 테스트로 나타내기란 어렵다. 그저 에너지의 저하로만 나온다.

② 병증의 성질을 파악하기 어렵다

표면장력을 이용한 근력테스트로 에너지 정도, 깊이는 알 수 있지만 성질 등 그 깊이 이상은 측정 불가능하다.

특히 염증에서 실증과 허증을 구분하지 못한다. 실제 허하여 보충해야 할지 아니면 과잉으로 사를 해야 할지 구분되지 않는다. 다만 O-Ring테스트를 통한 약증과 침증으로 그 허실을 유추할 수는 있다.

4. 환자가 알아야 할 맥진을 통한 생체테스트의 의학적 활용-
조기진단이 필요한 이유

들어가며, 조기진단의 실제는 조기에 진단하는 것이 아니다

조기진단의 필요성을 강조하지만 실제로 조기진단을 하는 경우는 드물다. 암의 경우, 일정 이상 성장한 상태에서 진단되기 때문에 어떤 치료를 해도 의미가 없기 때문이다. 중풍의 경우도 마찬가지로 발생한 이후에는 의미가 적다. 정해진 수순에 의해서 치료하여 차도를 바라는 것뿐. 만성신장염이나 신부전증으로 인해서 신장이식 수술을 해야 하는 상태에 놓인 경우도 마찬가지이다. 이처럼 조기진단이 또한 늦거나 이미 병이 진행 중인 경우가 많다. 아직 치유할 가능성이 있고 생존의 가능성이 있을 뿐, 이미 병증상태가 존재한 경우를 의미한다.

건강한 상태에서 무슨 진단과 치료가 필요하겠는가 하고 반문할 것이다. 하지만 조기진단을 통해서 발견한 병증의 상태라 해도, 아팠어도 병원을 가지 않고 방치하거나 혹은 치료를 받았지만 적절한 진단과 치료의 시기를 놓쳐 버려 아무것도 할 수 없는 심한 공황상태가 되어버릴 수 있다. 이를 방지하기 위해서 정기적(定期的)인 진단을 한다. 정기적인 검진을 통해서 암이 1~2기 이내에 발견되어 치유하는 경우도 있다. 그렇지만 운이 나쁘게도 병의 진행을 놓치거나 다른 질병의 진행을 방치한 경우도 있다. 그러므로 그 이전의 보다 더 건강한 시기에 미병을 진단하여야 한다. 그래야 건강성을 회복하고 정상적인 삶을 영위할 수 있다.

1) 아이의 선천적인 허약함을 개선할 수 있는 계기가 된다

어린이-청소년 시기의 허약한 상태는 평생 건강을 약화상태로 노정하여 부정적인 미래를 불러온다. 예를 들면 20~30대 신장 및 간장 질환, 불임이나 중풍, 혹은 암의 발생 등 난치성 질환은 대부분 선천적인 요소를 기반으로 하여 일어나는 현실이다. 또한 허약함은 건강하게 사회에서 제 역할을 하며 살아야 할 30~40대에도 질병과 증상을 유발하여 병원을 전전하며 약으로 연명할 수도 있게 된다. 아이들의 건강 정도가 중등도(中等度) 이하 혹은 중증(重症)상태에 놓인 경우도 적지 않다. 이들의 경우에서 미래는 불투명한 건강상황이다.

만약 10대 전후에 아이의 허약하고 병든 상태를 파악하여 건강한 아이로 개선한다면 청·장년의 중병을 예방 치유하는 길이며, 평생 건강의 기둥이 될 수 있다. 한의 맥진을 통한 O-Ring테스트 활용은 부모가 자녀의 건강상태가 어느 정도인지를 분명히 알 수 있게 한다.

365일 감기를 끼고 산다는 경우는 물론 저체중이나 성장통을 앓고 있거나 소아 단백뇨, 야뇨증, 천식과 같은 고질병을 앓고 있는 경우에서 쉽게 허약한 내장상태의 아이를 볼 수 있다. 대체로 소아는 최상의 건강 > 건강양호 > 반건강≒단순 허약 > 만성허약(중증도 허약) > 중증 > 위중상태의 건강수준으로 평가할 수 있다.

2) 소아의 만성적인 질환의 원인 파악과 치유의 계기가 된다

요즘도 어린이들이 만성감모, 만성중이염, 비염, 아토피, 천식, 혈뇨, 간질, 틱, 불안장애, 복통, 두통 등을 호소하는 경우가 있다. 만성적인 질환을 앓고 있거나 말 못할 고통을 앓고 있는 아이를 둔 부모는 아이의 건강상태가 어떠하며 예후는 어떻게 될지 궁금할 것이다.

병원에서 소아의 폐결핵, 뇌암, 혈액암, 간질, 골수염, 만성축농증, 선천적 심장병, 수술하여 청각을 잃었다는 만성중이염 아이를 치료했다. 또 단백뇨, 혈뇨, 파행 등 난치성 소아질환을 치유한 경험은 소아의 치유에 자신하는 계기가 되었다. 이때 부모가 아는 것이 적절한 치료를 받게 되는 힘이 되리라 본다. 감기를 끼고 사는 이유가 있으며 일반 치료로 효과가 없는 이유도 분명히 있다. 아이의 건강상태 및 건강 정도를 파악하고 그에 맞는 처치가 무엇인지를 알게 된다면 치유는 어려운 일이 아니다. 기관지가 약하다고 여기나 실제는 비위나 신장기능이 더 약한 경우도 있다. 맥진을 통한 O-Ring테스트 활용은 부모가 아이의 건강상태와 병인, 병소의 상태가 어떠한지 분명히 예측할 수 있게 한다.

만성적인 중이염이나 축농증, 비염을 1차적으로 코와 귀의 문제로만 여기기 쉽다. 증상발현체가 그러하니 당연하다. 하지만 코와 귀만 보고 치료하려고 할 때 치료되지 않는 경향이 있다. 그 이유는 맥진을 통한 에너지 테스트를 해보면, 코와 귀의 문제가 기관지, 비위, 혹은 신장 기능의 쇠약에서 비롯된 것을 살펴볼 수 있다.

3) 조산이나 난산, 장애아 출산을 예방하고 불임의 원인을 파악할 수 있다

의학이 발달되어 있는 오늘날에도 임산부들이 출산을 두려워하여 정기검진을 받으면서도 불안해한다. 하지만 건강수준을 안다면 조산, 난산의 예측과 허약아, 장애아 등의 예측까지도 가능하다. 임신의 결정은 부부의 건강상태와 그 수준 정도에 의해서 좌우되기에 부부의 심신 건강상태를 파악하면 임신가능성, 불임의 가능성, 임신 및 출산

시 발생할 수 있는 허약아 혹은 조산이나 난산의 위험요소를 파악할
수 있다.

출산 이후 한 산모가 내원하여 난산으로 수혈을 20병 넘게까지 받아가며 죽을 고비를 넘겼다고 한다. 이분은 임신 중에 내원한 경험이 있었는데 이때 본원에서 난산을 예측한 바 있었다. 또 다른 경우는 임신이 안 되어 내원한 외국의 의사부부에게 진찰 이후, 임신이 가능하니 한약복용도 필요 없다고 하였다. 하지만 보약으로 한 번 지어가더니 바로 임신을 하였다. 그분들이 내원한 사유는 그 동생이 임신 이전에 내원하여 진찰한 결과, 지금 임신을 하면 체중저하 등 허약한 아이가 태어난다며 치료를 권하였는데 치료하지 않고 임신하여 보니 실제 그렇게 저체중아가 조산으로 태어나 진단의 정확성을 알 수 있어서였다. 임신 이전에 부부가 의사의 도움을 받아 건강상태를 체크한다면 건강상태와 정도를 알게 되고 임신의 가능성과 갖게 될 아이의 건강 정도를 분명하게 가늠할 수 있게 된다.

4) 많은 성인병의 발생을 예측할 수 있게 된다
병이란 하루아침에 발생하지 않고 그때 병증의 깊이도 1이 아니라 10이다. 그러므로 그 이전의 건강상태를 잘 알게 된다면 성인병, 중병의 발생은 미리 예측할 수 있게 된다. 중풍, 암, 간경화, 신부전 등 난치성 질환의 조기진단과 발생가능성의 예측은 건강레벨을 잘 이해하고 살펴본다면 능히 가능한 일이다. 또한 고혈압과 당뇨도 그 원인을 잘 안다면 발생의 예측도 가능하다. 우리는 하루아침에 중병에 걸렸다고 말하기도 하지만 실제로 그런 경우는 극히 희박하고(실제 가능성이 있지만 그 정도는 5% 미만일 것이다) 대부분은 단계별로 오랜

시간을 두고 악화되어가다가 발현되고 발병된다. 그러므로 악화과정을 살펴보아 조기진단과 조기치료를 할 수 있는 기회가 있다. 맥진을 통한 O-Ring테스트 활용은 이런 과정을 파악하여 환자의 성인병 발생가능성의 상태와 건강 정도가 어떠한지 일정 정도는 알 수 있다.

O-Ring테스트를 활용하여 보면 전체 8~10단계의 건강수준에서 5단계 이하[중등도 이하]로 악화된 상태에서는 질병의 노출로 지속적으로 병원을 전전할 뿐만 아니라 잘 치료되지 않아 만성화되고 중증으로 전변할 수 있는 상태이다. 어쩌면 이런 상태의 환자 회복을 위해서-즉, 조기치료- 전문적인 건강관리가 필요하다.

5) 중풍을 예방하거나 방지할 수 있다

중풍이 발생하면 후유증을 나타내는 경우가 흔하다. 특히 나이가 들수록 내장상태, 혈액, 혈관의 상태가 좋지 않아 대부분 후유증이 남는다. 어느 날 갑자기 중풍이 오는 것 같지만 그렇지 않다. 중풍 이전에 내원하여 경고를 하였지만, 방치하여 발생하였다. 또한 손이 저리거나 다리의 힘이 없거나 하는데 단지 통증이나 신경장애로 알고 중풍의 발생을 모르고 사는 경우가 있다.

중풍은 단지 혈압과 당뇨가 있어서 발생하기보다는 뇌혈관 장애의 심한 정도, 좌우 뇌의 뇌압의 차이와 함께 전체 건강의 레벨이 어떠하냐에 따라서 발생의 유무가 결정된다. 물론 예측 불허하게 과로, 과도한 운동, 과음 이후 중풍이 발생한 경우도 있으나 이때는 평소 건강성이 높아 정상적으로 나아져서 일상생활로 복귀하는 경향이 있다. 그러나 병증이 악화되면서 조기진단과 예측이 가능한 상태를 지나서 발생하는 경우가 대부분인 중풍은 그 후유증이 심각하게 나타난다.

맥진을 통한 O-Ring테스트의 활용으로 뇌의 병사가 심각함을 일깨울 수도 있고 병증의 깊이를 보아 발병가능성을 예측할 수도 있다.

6) 조기진단으로 생사가 바뀔 수도 있다

어쩔 수 없는 상태에 빠지기 이전에 미발현 병증 혹은 암증이 장구하게 잠복되어 있는 경우에 그 이전의 시기를 놓치지 않고 그 이전 단계에서 병증을 진단할 수 있다면 치유하여 생사가 바뀔 수도 있다. 사례를 들어서 설명하면 다음과 같다.

사례 1) 한의원 시절, 수년째 위궤양으로 현대양방치료 중에 내원하였다. 장기간 위궤양을 앓고 있었는데 병중하였다. 다행히 치료를 하여 궤양부위가 호전되었다. 치료 중 양방검사를 받았는데 여섯 군데 정도는 치료되어 없어지고 한 곳의 파인 곳이 그대로 있다고 하여, 서울 S대병원에서 수술할 예정이라고 한다. 본원의 호전결과에도 수술을 하고자 한 것은 지난 수년 동안의 치료에 신물이 나고 지쳤다는 것이다. 그동안 치료 중에 상담하면서 병이 중한 상태라는 것을 언지해주었는데도 수술할 생각이라 한다. "내가 보기에 암이 위벽 내에 있어 내시경상 보이지 않을 것 같다. 차도가 있다고 하니 본원에서 치료를 하여 봄이 어떠냐" 하였다. 어떻게 S대병원의 결과가 틀릴 수 있느냐 하며 그냥 수술하겠다고 했다. 다시 나가는 사람을 붙잡고 "지금까지 치료로 좋아지지 않았느냐? 하지만 지금 진행 중이니 수술하면 본원으로도 치료가 불가능하여 생명이 위태로울 수도 있다"라고 하였다. 하지만 본원 치료를 중지하고 끝내 수술을 하게 되었고 위-췌장 주변의 암증 말기상태로서 불치상태로 확인되었다.

만약 이분에게 어떠한 방법을 통해서든 설득할 수 있는 기회가 있었다면 수술을 뒤로 미루고 치료를 더할 수 있었을 것이다. 다시 말해서 어떤 방법을 통해서든 위궤양이 아니라 위암으로 위중한 상태라는 것을 확인시켜주거나 절대적으로 신뢰를 줄 수 있는 방법이 있었다면 결과는 달랐을 것이다. 물론 본원의 치료로 위벽 안은 좋아졌다고 하나, 병이 악화, 진행 중인 상태였으므로 생사가 바뀔 수도 있었다고 장담할 수는 없다. 하지만 병의 차도가 있었으므로 생존의 연장가능성은 충분하지 않았을까 생각해본다.

사례 2) 크론병으로 치유한 자녀가 부친을 모시고 왔다. 단순히 보약을 짓고자 하였다. 진찰상 비[췌장]의 병변이 심하였고, 2차 필히 진찰을 권하였다. 현대양방에서 검사상 나올 수 있는 병의 깊이라서 췌장의 암 검사를 권유하였다. 또한 이번에 정상으로 나와도 3개월 혹 6개월 단위로 재검진하기를 당부하였다. 그 뒤 내원하여 고맙다고 한다. 양방 병원의 진단을 받았는데 췌장의 암으로 진단되어 수술로 제거하였다고 한다. 그 외에는 정상이라 2차적인 항암요법은 실시하지 않았다.

사례 3) 한의원 근처 아파트에 사는 60대 환자로 안색은 건강하게 보이는데 요통으로 침 시술을 받고자 내원하였다. 내장의 상태는 위궤양으로 양방치료 중이었다.

진맥을 해보니 위 및 간 소화기의 병중한 상태로 암중의 건강단계였다. 양방정밀검사와 함께 병이 중하니 필히 치료를 받을 것을 조언하였다. 치료를 받지 않았고 1년 후 간암 말기 진단과 함께 사망하였다.

이런 상황은 1997년 기 측정, 2000년 맥진을 통한 진찰로 내장의 병증상태를 어느 정도 진단하게 되면서 일어난 일 중 몇 사례이다. 물론 이처럼 병중한 경우에 본원의 치료를 받았다면 모두 완치되었다고 보장할 수는 없다. 하지만 가능성은 있다. 이와 같은 상태에서 치료받던 중 악화로 사망한 사람은 아직까지는 단 한 명도 없기 때문이다.

* 위와 같은 암증에 이르렀거나 그 앞선 병증단계에 이른 환자는 치유 여부가 생사의 관건이다. 왜냐하면 말기 암에 이르러 발견되거나 중요 장기의 암은 2~3기의 상태라 하여도 전이된 상태일 경우에는 치유될 가능성이 희박하기 때문이다. 미연에 파악하여 치료할 경우, 조기치료라 할 수 있는데 이는 생사를 달리할 수 있다(아래 사례 참조). 현대검사기기상 나타나지 않은 상황에서는 한방 진찰상 암과 같은 깊은 상태로 진찰되어도 치료를 권유하기가 쉽지 않고 치료에 응하는 경우도 드물다. 우리가 간단히 익혀 사용할 수 있는 O-Ring테스트는 이런 경우에 환자의 상태를 환자나 보호자에게 확인시켜주는 데 일조할 수 있다. 이러할 때 O-Ring테스트는 생명을 구하는 데 작은 구실을 분명히 할 수 있다. 다시 말해서 O-Ring테스트를 통해서 병증의 깊이와 상태를 추정할 수 있기 때문이다.

사례 1) 담낭, 담도의 중병상태로 보이는 60대 두 분이 우연히 2007년 10월, 11월 같은 시기에 내원하여 진찰하고 치료하게 되었다. 모두 절친한 분들의 모친이었다. 진찰해보니 담낭, 담도의 암증 깊이로 본원치료를 시행하여도 불가능할 경우, 생명을 구할 수 없는 상태였다. 그래서 두 분의 보호자에게 이러한 사실을 알리고 치료의 여부를 선택하도록 하였다. 본원의 그동안 경험을 알고 인정하여 치료를 받아들였다. 회복되는 데까지 소요되는 시간은 장장 1년이었다. 어찌 되었던 꾸준한 치료를 받아 다행히 치유되었다. 두 분의 가족들에게 본원 치료 시에도 불치사망에 이를 수 있다는 것을 말하였지만, 그렇게 알릴 경우에 어떤 환자나 보호자가 본원의 치료를 1년 동안 믿고 따를지 의심된다.

사례 2) 진찰상 폐암증으로 추정되어 본원에서 몇 차례 연속 검사하여도 확연하였고 1기 전후에 해당되는 병증 깊이였다. 과거 본원에서 종양을 치료한 분의 지인으로 본원의 진료역량을 알고 있었다. 폐병이 깊어 치료를 해야 한다고 하니 환자와 보호자는 이에 따랐다. 치료기간은 회복 때까지 6개월이 소요되었다. 짧지 않은 치료기간에 성실히 치료에 임하였는데 그 이유는 앞서 밝혔듯이 그 이전에 신뢰할 수 있었던 일들과 진료역량에 대한 믿음 때문이었다고 본다.

사례 3) 과거에 전립선암 지표가 나와 본원에서 치료하여 완쾌되었는데 3년이 지나 노화성으로 다시 재발된 상태로 내원하였다. 야뇨 3~4회, 소변불리 및 간혹 불금증도 있었다. 전립선암의 암증이 확연하였고 치료시작 7개월이 되어도 완치되지는 않았지만 증상은 소실되었다. 즉, 야뇨증 및 소변 불금증은 치료 4개월이 지나야 치유 및 완화되었다. 꾸준히 정기적으로 내원하지 못한 것과 노화의 정도, 병색의 깊이 때문에 미진한 암증이 장기간 잔존한 것으로 추정되었으며 그 뒤 3개월이 지나서야 치유되었다.

* 위의 사례 3)은 현대양방검사를 받지 않았거나 나타나지 않았지만 본원 진찰상 병중하여 치료를 지속한 경우이다. 만약 신뢰하지 않았다면 치료를 지속하기 어려웠을 것이다. 신뢰가 가지 않을 때 O-Ring테스트를 활용하여 설명한다면 좀 더 이해가 명확하고 분명하지 않을까 생각해본다.

　실제 암환자의 경우도 생사가 바뀔 수 있다.

　사례 1) 20대 여성으로 갑상선암 진단 이후 치료 중 경추에 암의 전이상태로 내원. 뇌까지 전이되어 가는 상태였다. 예측되는 미래는 현재 상태로 치료를 중단 시 3개월 이후면 어떤 방법도 불가능하고 어려운 상태라서 다시 본원을 찾을 것 같다. 그때는 이미 아무런 희망도 없을 상황이었다. 예측되는 미래의 소견을 말하고 치료를 권하였으나 그렇지 못했다. 예측대로 3개월 만에 다시 내원하여 진찰해보니 치유 불가능한 상태였고 그 이후 운명을 달리했다. 자신이 왜 병들었으며 왜 악화되어가는지 모르는 환자였다. 만약 O-Ring테스트를 잘 활용하여 자신의 건강상태가 호전, 혹은 악화되는지 중간 중간에 체크했다면 악화를 지속하지 않았을 것이고 운명도 달라졌을 것이다. 바른 건강의 지표나 건강의 길을 찾는 나침반이 필요한 경우였다.

　사례 2) 암수술을 하고 항암투여 이후 재발되어 간, 폐 등의 전이상태로 항암요법 중 어려운 상태로 내원하였다. 상태가 중하여 어찌될지 몰라 치료를 권유하기 어려웠다. 환자가 항암제 후유증의 치료를 원하여 치료를 받으면서부터 좋아지기 시작하고 1개월 내 완화되어 해결되자 믿음을 가지고 치료에 응하였다. 처음에는 그대로 가다가 1년도 채 가지 않을 병증이었지만 3~4년 생존을 위해서 치료한다. 자각적으로는 아무런 증상, 증후도 없는 상태이지만 내장의 병증은 깊고 중하다. 만약 다른 치료를 받았다면 어찌 되었을까?

신뢰가 없을 경우 O-Ring테스트를 활용하여 환자의 병증의 깊이와 현재 상태, 그리고 치료 중 호전되는 에너지레벨 상태를 평가한다면 환자와 보호자는 신뢰를 갖는 계기가 될 수 있을 것이다.

신뢰가 낮은 사례) 노인환자 한 분이 종합병원에서 입원 중인데 신장, 대장의 암으로 추정된 상태에서 미음 정도 섭취하고 있으며 하루하루 악화되어 힘든 상태에서 내원하였다. 그 자녀 한 분이 가벼운 암으로 본원에서 치유하여 평소 신뢰를 가지고 있었다. 중한 상태에서 심히 부담스러운 마음을 가지고 치료에 임하였는데 다행히 회복력이 탁월하여 하루가 다르게 치유되어 치료 시작 6개월 만에 완치되었다. 지금으로부터 5년 전 일인데 연로하나 건강하시다.

7) 미연에 암증을 발견할 수 있다

이 사례는 이 책을 발간하는 주된 이유 중 하나이다. 암은 생사와 유관한 질병으로 사인의 1위를 차지하고 있다. 뇌혈관질환과 같이 중요 사인으로 전 세계적 의학계의 연구대상이자 고민거리이기도 하다. 현재까지 밝혀지고 연구된 바는 많지만 여전히 연구 결론은 암은 난치성이라는 점. 암이 치료 불가능한 이유는 변형된 유전자를 되돌릴 방법은 없다는 것이며 일정 이상 자란 암은 항암제나 방사선 요법 등 어떤 방법으로도 해결되지 않는다는 점 때문이다. 그러므로 오늘날 의료계에서 암을 조기에 발견하고 치료하는 것만이 암으로부터 생명 연장을 하거나 승리할 수 있는 유일한 길이라 여기고 있다.

그런데 암을 조기에 발견하는 것은 쉽지 않다. 초정밀 검사라 할 수 있는 PET 검사상에서도 나타나지 않는 경우도 있으며 일반 검사로는 암을 조기에 발견한다는 것은 10%의 가능성도 없는 상황이다. 또한 현재 암의 진행과정에 있다고 하여도 증상이 구체적으로 나타나 그 부위를 중점적으로 검사하기 이전에는 일반검사로는 불가능한 경우도 많다. 그렇다고 하여 2~3개월에 한 번 정밀검사를 시행할 수도 없는 일이다. 그래서 현재도 2~3기를 지나서 혹은 말기에 이르러야 암 진단을 받는 경우가 많다.

한의학에서는 맥진을 통해서 내장의 암증을 진단해왔다. 특수하고 유능한 능력을 갖춘 한의사만이 이런 역할을 수행할 수 있겠지만 이를 O-Ring테스트를 활용하여 평가해볼 수 있다. 발현 전인 수개월 혹은 수년 이전(以前)에 미발현 암증, 잠재된 암증을 추정할 수 있다. 또 이미 발현되었거나 수술 이후 잠재된 경우에도 재발방지에 중요한 역할을 한다. 또한 O-Ring테스트만으로도 장부의 암의 유무나 상태를 예측해볼 수도 있다.

사례 1) 보약을 짓기 위해서 내원한 젊은 환자 분은 피로 이외 일체의 다른 증상이 거의 없었다. 하지만 내가 보기에 간암증으로 중한 상태였다. 그래서 간의 병이 중하니 필히 치료를 받으라고 강조하였다. 하지만 양방검사 및 타 한의원의 진찰을 받아 정상이라고 하여 일상생활을 하다가 5년 후 간 내 담도암의 판정과 함께 사망하게 되었다. 만약 이런 경우에 그때 치료받았으면 어떻게 되었을까? 운명은 어찌할 수 없는 것일까?

이와 같은 암증을 지닌 환자가 많다. 본원만 하여도 일반 증상으로 내원하여 진찰해보면, 잠재된 암증을 지니고 있는 경우가 매월 수명 이상이 된다.

사례 2) 한 환자가 내원하여 진찰 중에 얼마 전 유방암 검사상 양성종양이라는 판정을 받았다고 하여 보니, 양성이 아닌 신장암중의 맥진상태이다. 그래서 재차 양방 정밀검사를 의뢰하였는데 양방진단은 갑상선암이었다. 맥진으로는 갑상선에만 암일 경우에는 암 진맥이 나타나지 않는다. 이분은 신장에서 기시하여 갑상선 부위로 전이된 상태로 추정된다. 그러나 현재 보이는 갑상선만 치료하려고 한다. 이러한 경우에 O-Ring테스트를 활용하여보면 신장에서 기시하여 갑상선으로 전이된 상황의 파악이 가능하다.

사례 3) 이 환자는 어깨가 아파 한방병원에서 침 치료를 받다가 뒤늦게 그 원인을 발견한 것이다. 객혈을 하여 병원진단을 받아보니 폐에서 기도, 식도 등으로 전이된 암증상태이다. 그런데 만약 1년 전 어깨 아픔으로 치료받을 때 알게 되었다면 현재 생사의 위중한 상태는 아직은 아니었을 것이다.

사례 4) 작년에는 위내시경까지 한 종합검진에서 정상판정을 받았다. 그런데 올해 속이 좋지 않아 진찰해보니, 위에서 간으로 전이된 상태로 완치를 보장할 수 없는 상황이다. 그럼 작년 위내시경 검사는 오진인가? 아니면 위벽 내에서 전이되어가는 암을 발견하지 못한 것인가? 아마 후자일 것으로 추정해본다. 만약 보다 정확한 한방검진을 하였다면, 최소 2~3년 이전에 진단하여 치료할 기회를 잡았을 것이다.

사례 5) 대장에서 간 및 폐로 전이된 상태로 내원하였다. 지금까지 잘 드시고 계시고 활동도 정상이었다고 한다. 즉, 건강했다고 한다. 하지만 과거 상태가 그렇지 않았다고 진단된다. 사실을 이제 알 뿐이지 병은 최소 2~3년 이전에 확연하게 드러나 진행되고 있었던 것이다. 미연에 진단이 필요했다.

사례 6) 암수술 이후 몇 개월에서 몇 년 되신 분들이 내원한다. 모두 암이 없이 건강할까? 그런 사람도 있지만 잠재된 암증을 가지고 살고 있다. 이를 진단하여 치료한다면 재발을 막거나 늦출 수 있을 것이다.

8) 진실을 판별할 수 있다

사례 1) 한 아이가 한약 복용 3일이 지나면서 두드러기가 발생하여 3일째 내원하였다. 부모는 원인의 파악을 생각하지도 않고 한약의 부작용이라고 탓하였다. 2일간 추가로 새 한약을 복용하여 증상이 완화되었고, 또 2일분의 새 한약을 주어 복용 이후 차도가 있어 회복되어갔다.

그런데 두드러기가 발생하여 내원 시 준 약은 처음 내원하여 처방한 한약에 한 가지 약재만 가미된 약이었고, 세 번째 준 한약은 처음과 동일한 약재의 동일 처방 그대로였다. 아이는 한약 복용 그 이전 상태에서 +알파 요인이 발생하여 두드러기가 발생하였고 한약 복용하면서 2일 만에 안정되어 그 이전상태의 한약과 동일한 약을 새로 주었더니 또한 그 효과가 분명하였다. 만약 신뢰를 가지고 내원하였다면 쉽게 해결될 문제였지만 초진환자라 불미스러운 일만 있었다. 사후약방문격으로 아이가 호전되어서야 이런 상황을 공개하니 부친이 일정부분 수긍을 하였다. 두드러기 발생한 첫날 테스트를 하였는데 그 테스트가 무엇을 의미하는지 만약 부모가 알았다면 아이의 건강상태와 발생원인을 알 수 있었을 뿐만 아니라 오해가 해소되었을 것이다.

사례 2) 30대 간암환자가 내원하였다. 진맥상 신장(腎臟)에서 기시하여 간(肝)을 거쳐서 뇌(腦)로 전이된 상태였다. 위중한 상태라서 초진 시 바로 직접 위의 전이상태를 얘기하였다. 환자 보호자의 말에 의하면 양방에서도 전이성 간암인데 기시부위를 찾지 못했고, 뇌에 종양이 있으나 여부를 파악할 필요는 없는 상태라서 암인지는 검사를 하지 않았다고 한다. 진찰하면서 파악한 문제는 선천적인 유전에 의한 암으로 원인이 후천이 아니라서 다른 형제의 생사가 걱정되어 검진을 권하였다. 두 형제 중 한 형제는 건강하였고 다른 형제는 췌장, 간 부위 암증이 발병 이전으로 중한 상태였다. 환자는 치료시작 1주일 만에 치료 불가능하여 손을 놓았고, 한 형제를 치료하였는데 3개월이 지나 호전되어갔다. 그러다 과로로 급성간염이 와서 양방병원에 입원하였다. 그런데 그 모친이 한약을 탓하며 협박하였다. 단 1주일 내에 간 기능 수치는 정상화될 것이라고 하여도 소용이 없었다.

나중에 형제 환자의 간암지표가 나와도 모친은 걱정스럽다면서 손해배상을 요구하였다. 물에 빠진 사람 구해주니 보따리를 내놓으라는 격이었다. 이를 명백히 증명할 수 있는 길 하나가 있다. 바로 O-Ring 테스트이다.

9) 아픈 데도 원인 미상인 경우에 원인을 파악한다

원인 없는 병과 증상은 없다. 병명에 원인이 없을까? 간혹 자신은 아픈데 검사상 아무 이유도 없다고 하는 경우가 있다. 머리가 아프거나, 귀에 소리가 들리거나, 가슴이 답답하고 불안한 경우이다. 또 등이 결리고 한 부위가 몹시 아프거나, 열이 오르락내리락하며 두통이 있는 등의 증상에서 원인을 모른다고 하는 경우가 있다. 또는 정밀진단을 해보았지만 정상이라고 하며 신경성, 스트레스성이라고 하는 경우도 있다.

사실은 병인이나 병소가 없는 것이 아니라 모를 뿐이다. 어떤 증상이든 원인은 있기 마련이며 원인불명이란 병변이 중하지 않거나 물질적인 변성화가 덜 되어서 현대의료기기로 진단이 되지 않을 수도 있다. 물론 한의학 진단을 통해서도 원인불명의 경우가 있다. 하지만 맥진을 통한 O-Ring테스트는 거의 모든 경우에서 증상과 원인을 파악할 수 있도록 분명하게 반응을 해준다.

한편 몸의 반응과 질병의 상관관계가 어긋나 있는 경우도 있다. 예로 중증의 상태인데 몸은 전혀 이상 없이 일상생활을 영위하는 경우도 있고, 가벼운 병증인데 몸에 주위만 가서 온통 자신의 몸만 신경쓰는 경우도 있다. 맥진을 통한 O-Ring테스트는 몸의 증상과 그 원인을 파악하여 적합한 대책이 무엇인지 알게 해준다.

5. 맥진을 토대로 한 O-Ring테스트의 실례

1) 소아 만성비염(1)

【환자】 남, 9세

【증상】

최근 수개월 동안 비염이 그치지 않고 지속되어 내원. 그전부터 비염을 자주 앓아 부모는 아이가 알레르기성 비염을 앓고 있는 것으로 보고 있다.

【맥진 진단】

소양인 체질로 토양체질맥이다. 좌우 폐맥(肺脈) 1지가 유약(柔弱)하여 폐기의 허증에 의한 비염으로 진단된다.

【맥진에 근거한 O-Ring테스트를 활용한 검진】

① O-Ring테스트상 기관지 > 폐 > 코의 상황으로 병증의 깊이가 코 자체보다 기관지 상태가 더 좋지 않음을 말해준다.

② O-Ring테스트상 소양인 감기의 상한(傷寒) 한약처방에 기관지, 폐, 코의 약한 기운상태가 완전히 상쇄되는 것이 나타난다.

③ O-Ring테스트상 코만 보고 치료할 경우, 회복되지 않을 것을 추정할 수 있고, 기관지, 폐의 상태가 더 좋지 않으므로 코의 병증이 발생되었을 것으로 추정할 수 있다.

【진단상 알 수 있는 성과】

① 비염이 단지 코의 문제가 아님을 알 수 있다. 코 부위만 보고 치

료할 경우 회복은 되지 않을 것이다. 만성비염, 알레르기성 비염을 앓는 대부분 소아들의 경우도 이와 같다.

② 적절한 치료란 약물치료에 한정하여도 전체 상태를 보고 치료해야 치유되며, 근본적으로 약한 장기[기관지, 폐]의 회복이 이루어져야 한다는 것을 알 수 있다.

③ 약증(藥證) 상태로 보아 코, 폐, 기관지의 약한 상태를 유발하는 병사(病邪)가 외부(外部)에 있음을 알 수 있다. 이는 단지 바이러스, 세균 등이 아니라 사람 몸에서 나오는 사기(邪氣)가 원인일 수도 있음을 암시한다.

【참고】

모친과 아이의 상관관계에서 모친이 부정적인 에너지를 가진 경우를 본다. 이러할 때 아이는 10세 전후가 되기 이전까지 병사로부터 자유롭지 못하니 감기 등으로 병원을 전전하기 쉽다. O-Ring테스트상 모친이 아이의 에너지에 마이너스로 작용한다. 그런데 관계상 이를 벗어나기란 쉽지 않다.

2) 소아 만성비염(2)

【환자】 남, 11세

【증상】

4~5년 이전인 7~8세 무렵부터 비염을 앓고 있는데 근처 병의원 등을 꾸준히 다녔으나 치유되지 않았는데 비염을 치료한 바 있는 아이의 모친 소개로 내원하였다.

【맥진 진단】

소음인 수양체질에 선천적으로 허약한 상태를 말해주는 맥상으로 좌우 3지가 다소 완약한 삽(澁)한 기운으로 허약한 맥상이다. 체질 약증단계로 4~5 사이이다. 원인은 신수열표열병(腎受熱表熱病)으로 신장의 병사가 비위에 영향을 주고 코에까지 영향을 주고 있었다. 이런 상황을 모친을 중간자로 하여 O-Ring테스트를 통해서 평가해주었다.

【맥진에 근거한 O-Ring테스트를 활용한 검진】

① O-Ring테스트상 코 < 췌장; 위 < 신장으로 순서가 좋지 않음을 밝히고 약증으로 테스트하여 수양 4~5의 중간이 더 나음을 보여주었다.
② 비위의 병사를 차단하여보니 코도 양호해졌다. 비위 인체 표면은 그대로 두고 양쪽 신장 뒤의 표면에 병사를 차단하여보니 비위 및 코까지 O-Ring테스트상 정상화된다. 즉, 신장이 비위 및 코의 병사 원인의 근원임을 확인해볼 수 있다.

【뒷이야기】

① 2개월 동안의 치료를 권유하니 틱과 비염으로 3~4개월간 치료하고 치유된 아이의 소개를 받아서인지 그 기간쯤 복용할 것을 작정하였다고 한다.
② 소아의 경우 7세 이전에는 알레르기성 비염이 근치되기는 어렵다. 외부의 병사에 자유롭지 못하기 때문이다.

3) 소아 틱(Tics)

【환자】 남, 10세

【증상】

아이는 머리를 옆으로 흔들기를 반복하고 끽끽 대는 목소리를 반복하여 왔다. 최근에 이러한 틱 증상이 수개월간 지속되어 소아정신과에서 진단받고 치료를 했으나 처음에는 다소 호전되는 듯하다가 낫지 않고 최근에는 더 심해져 소문을 듣고 내원하였다.

【맥진 진단】

소음인 수양체질맥으로 심맥이 유약(濡弱)하고 불안정하다.

【맥진에 근거한 O-Ring테스트를 활용한 검진】

① O-Ring테스트상으로 심장기운이 강하지 않고 다른 장기 또한 약함을 알 수 있다.

심 > 비위 = 뇌

② 체질침 시술과 소음인 처방 약물 테스트로 심장 및 비위, 뇌의 에너지상태가 완전해지는 상황이 나타나 치유 가능함을 예측할 수 있다.

【진단상 알 수 있는 성과】

① 틱은 여러 원인에 의해서 발생하는데 심장의 기운이 약해진 상태에서 자신의 통제력이 벗어나 나타나기도 한다. 심기의 기운 조절 능력이 향상되면 자연통제하에 놓여 틱의 증상은 소실될 수 있다. 경추 추나교정, 체질침 시술, 처방된 한약복용, 상담 등

2개월간 치료로 치유되었다.

② 참고: 틱은 부모의 과도한 간섭이나 관여 혹은 그 반대로 무관심에 의해 자녀의 자가 보호반응에 의해서 발생하는 경우도 있다.

4) 소아 아토피

【환자】 여, 8세

【증상】

아이가 팔꿈치 관절 부위와 등의 일부에 아토피 경증(輕症)상태로 내원하였다. 가볍게 있는데 최근 조금 발생되었다고 상담차 내원하였다.

【맥진 진단】

소양인 토양체질맥으로 심맥이 상충하여 조금 심화(心火)로 인해 다소 불안정하다.

【맥진에 근거한 O-Ring테스트를 활용한 검진】

① O-Ring테스트상으로 심장기운에 문제가 있으며 다른 장기는 별다른 증후가 없음을 알 수 있다. 심 > 피부

② 토양인 처방 약물 테스트 중에 심화(心火)를 다스리는 약물로 심장 및 피부 병소장소가 완전해질 수 있음을 보여 심화에 의한 것임을 추정할 수 있다.

【진단상 알 수 있는 성과】

① 아토피는 여러 원인에 의해서 발생하지만, 심화(心火: 스트레스) 상태에서 혈중에 독소반응을 일으켜 피부의 염증이 일어나는

것을 볼 수 있다.

② 아토피 중 일부는 심화의 염증을 다스려야 치유될 수 있음을 알 수 있다.

【참고】

아토피 아이 가운데 일부에서는 모친의 병사(病邪)를 약물이나 침 시술로 차단하면, 아이의 병사가 그 자리에서 즉시 소실됨을 O-Ring 테스트상에서 확인하여 볼 수 있다. 이는 만성적인 감기(알레르기성)를 앓고 있는 아이의 일부에서 나타나는 상황과 같다. 즉, 아이의 병인이 모친의 병사에서 기인함을 예측할 수 있다.

5) 소아 혈뇨

【환자】 남, 12세

【증상】

수년간 혈뇨(血尿)를 반복적으로 앓아 왔다. 치료를 해보았지만 낫지 않는다. 다만 그 외에 특이질환은 없다.

【맥진 진단】

소음인 수양체질로 좌측 척맥(尺脈)이 미약(微弱)하여 신기(腎氣)가 허약함을 보여준다. 약증단계가 5단계에 이미 이르렀음을 예측할 수 있다.

【맥진에 근거한 O-Ring테스트를 활용한 검진】

① O-Ring테스트상 장부 중에서 좌측 신장기운이 가장 약함을 보여준다.

② 체질 약 테스트에서 5단계 중증(重症)의 약증임을 확인해볼 수 있다.

【향후 과제】

① 단순한 처방으로 나을 수 있는 상태는 아니지만, 3~4개월간 치료하면 회복될 수 있는 상태이다.

② 적절한 치료가 필요하나 그렇지 않으면 만성적인 신기훼손상태로서 병이 고착화되어 향후 신부전증으로 진행되거나 난치상태로 진행될 가능성도 있다.

【참고】

소아 야뇨, 혈뇨, 단백뇨는 적절한 한약, 체질침 시술로 수개월 이내에 치유되는 것을 경험한다. 신장-방광기능이 정상화되면 가능하다.

6) 공황장애

【환자】 여, 41세

【증상】

공황장애 중 불안장애로 내원. 불안하고 현기, 현훈증으로 양방 치료 중이다.

【맥진 진단】

진맥상 소양인 토양체질로 심맥(心脈)이 부정(不定)한 상태이지만 다른 장기의 병증은 없는 상태이다.

【맥진에 근거한 O-Ring테스트를 활용한 검진】

① O-Ring테스트상 심장부위의 에너지가 가장 약하며 이외에 다른 장

기부위는 조금 약함을 보여준다. 또한 심장부위의 기운을 차단하여 병사를 없애면, 다른 장기도 에너지 테스트상에는 완전해짐을 볼 수 있다.

② 약증이나 침증이 가벼운 상태임을 O-Ring테스트상에서도 확인할 수 있다.

【향후 과제】

① 심맥의 안정을 위해서 조치가 필요하다. 일관된 관점과 마음가짐의 유지가 관건인데, 명상과 기도가 도움이 될 것이다.

② 침과 한약은 상태 회복에 일정한 도움이 될 수 있다.

③ 환자는 단순한 불안장애로 공황장애의 일부에 속하나 일상적인 생활은 가능하여 직장생활 중이다.

7) 암의 전조증(1)

【환자】 여, 63세

【증상】

단골환자의 모친으로 건강상태를 진단받고자 내원하였다. 환자는 최근 5일 전부터 소화장애의 증상이 있다. 과거 오래전부터 만성적인 소화장애 및 체기로 간혹 고생했지만 그 외에 별다른 자각적인 증상은 없었다고 한다. 다만 이렇게 심하게 불편한 적은 처음인 듯하다. 가족 간의 불화로 심화상태가 오래 누적된 병인이 있다.

【맥진 진단】

목양체질에 우측 비위맥인 2지가 활현(滑弦)한 기운으로 촉지되어

비위(脾胃)의 병증[암증(癌症)]이 우려된다. 좌측의 현긴(弦緊)함 정도
가 촉지되어 강한 스트레스가 누적되었음을 추정하게 된다.

【맥진에 근거한 O-Ring테스트를 활용한 검진】

① O-Ring테스트상 췌장 > 담의 병증[암증]이 깊음을 시사해준다.

② 체질침 시술이 다단계 처방으로 이미 5단계를 지나고 있으니
중(重)한 상태에 이미 이르렀음을 알려준다.

③ O-Ring테스트를 활용한 췌장암(膵臟癌) 및 담낭암(膽囊癌) 사진의
반응검사에서도 양성이다.

【향후 과제】

① 현 상태를 직시하고 치유를 모색해야 한다.

② 적절한 치료를 적극적이고 지속적으로 시행하여 치유되도록 해
야 한다. 만약 시기를 놓치거나 치료가 적절하지 않아 치유되지
않으면 2~3년 이내에 위중한 상태로 악화되어 말기의 불치성
암증이 발현될 수 있다.

③ 이처럼 환자도 모르게 병발하여 진행되는 과정에서 내원하는
사례가 있다.

8) 암의 전조증(2)

【환자】 남, 49세

【증상】

만성적인 두통으로 3개월간 12회에 걸쳐 내원하여 침 시술을 위주
로 치료하다가 내장상태를 진찰하게 되었다. 소화기 장애는 전혀 없

고 대변도 양호하다고 한다.

【맥진 진단】

소음인 수양체질에 좌측맥이 유약하여 생기의 허약함을 말해주고, 우측 비위맥인 2지가 세현하며 약한 기운으로 촉지되어 비위(脾胃)의 병증이 가볍게 있다. 그런데 복진상 배꼽 위의 하완혈 부위에 주먹크기의 적취(積聚)가 촉진된다.

【맥진에 근거한 O-Ring테스트를 활용한 검진】

① O-Ring테스트상 비장 > 췌장의 병증[암증]을 시사해준다.
② 건강상태가 5단계로 머물러 있어 향후 잠재된 병증[암증]이 지속될 것으로 우려된다.
③ O-Ring테스트를 활용한 비장 및 췌장암 사진의 반응검사에서도 양성이다.

【향후 과제】

① 가능한 현 상태를 직시하고 치유를 모색해야 한다.
② 환자의 강인한 생명 기운이 유지될 뿐 병증이 내색되거나 악화 진행되는 모습이 전혀 보이지 않는다. 그러나 5년 이내 병발할 확률이 크다. 암증 가운데 상태가 장기간 유지될 수 있는 경우도 있다.
③ 그럼에도 불구하고 적절한 치료를 적극적이고 지속적으로 시행하여 치유되도록 해야 한다. 만약 시기를 놓치거나 치료가 적절하지 않아 치유되지 않으면 5년 이내에도 암 가운데 중한 상태로 악화될 수 있다.

④ 맥상 잘 나타나지 않고 증상 및 증후도 보이지 않는 경우가 드
　물게 있다. 앞으로 이런 상태를 어떻게 조기 진단하고 조기에
　치료할지는 미래의학의 과제일 것이다.

9) 암의 수술 및 치료자

【환자】　남, 77세
【증상】
　작년 병원의 내시경 검사상 이상이 없었는데 옆구리가 아파서 찾
아간 병원에서 우연히 검사하다가 위암 진단이 나와서 2주 전 절제술
을 받고 내원하였다. 현재 미음을 드시고 요양 중이다.

【맥진 진단】
　소음인 수양체질에 우측맥이 세약하여 생기가 허약함을 말해준다.
좌측맥이 강침안시 미미(微微)하여 최약(最弱)의 장기가 신장임을 말
해준다. 즉, 망양의 탈진상태로 생명력이 유약하다.

【맥진에 근거한 O-Ring테스트를 활용한 검진】
① O-Ring테스트상 신장 > 비위로 비위보다 실제 신장이 더 문제
　임을 말해준다.
② 6단계의 건강상태로서 향후 생명이 위독해질 수도 있음을 보여준다.
③ O-Ring테스트를 활용한 신장암(腎臟癌) 사진의 반응검사에서도
　양성이다.

【향후 과제】

① 장기 생존의 치료를 모색해야 한다.

② 병발할 수 있는 상태이므로 안정가료가 필요하며 치료를 위한 적절한 요양관리가 요구된다.

10) 암증 추정의 중증환자

【환자】   여, 72세

【증상】

구안와사로 치료한 분이 모친을 모시고 왔다. 복통(腹痛)과 창만(脹滿)으로 양방병원의 진단결과는 특별한 이상은 없다고 하지만 증상이 지속된다는 것이다.

【병력】

현재까지 특별한 병력은 없다.

【맥진 진단】

환자의 맥진상 장(腸)의 울체된 기혈 옹색(壅塞)[암증]이 있는데 생명력은 강건하다.

【맥진 O-Ring테스트를 활용한 검진】

① O-Ring테스트상 장(腸)의 병증이 깊음을 시사해준다.

② 체질침 시술이 다단계 처방으로 5단계로 중증이지만 아직은 유지 가능하다.

③ O-Ring테스트를 활용한 대장암(大腸癌)의 사진 반응검사에서도

양성이다.

【향후 과제】

① 현 상태를 직시하고 현상 유지의 길을 도모해야 한다.

② 적합한 치료를 시행하여 상태가 호전되어야 한다. 그래야 장기
생존을 모색할 수 있다.

악화 시 말기로 전변되어 생명을 구하기 힘들어질 수도 있다.

ㅇ 자녀는 양방병원의 치료를 해보겠다고 하며 본원의 치료를 지속
하지 않았다. 좋은 결과를 희망하지만 체질과 병증상태가 난해하다.

이와 비슷한 증후로 친구의 부친이 내원하였다. 양방병원의 입원
치료를 받았지만 설사와 창만, 복통으로 기력의 탈진상태가 유지되다
가 2주가 지나서야 안정되어 생명을 연장시킬 수 있었다.

11) 위중한 암환자

【환자】 남, 78세

【증상】

폐암 2기 진단을 받고 1개월 남짓 수술예정일을 앞두고 한의사의
소개로 내원하였다.

어제 옻 액을 복용하여 옻독으로 인해서 사지가 노랗고 약간의 부
종에 사지가 가렵다.

【가족 요구】

① 의사가 환자에게 수술하면 깨끗이 제거되어 괜찮다고 말하였으
므로 환자는 그 말을 믿고 수술을 하고자 한다.

② 보호자 가족들은 노환이 깊고 수술 이후 악화되어 고통스러울까 우려하여 수술을 피하고자 한다.

【맥진 진단】

환자의 맥진상 좌우 맥이 부실(不實)하고 미약(微弱)하여 위중(危重)한 상태이며, 신장에서 기시된 폐암상태로 보이며, 암은 2기의 상태라기보다 4기에 접어든 위중상태이다.

【맥진 O-Ring테스트를 활용한 검진】

① O-Ring테스트상 간 > 신 > 폐의 상황으로 간이 더 나쁘게 나온 것은 옻독으로 일시적인 불량상태가 심한 것으로 보인다.
② 체질침 시술이 다단계 처방으로 6단계로 위중상태이지만 아직은 유지 가능하다.
③ O-Ring테스트를 활용한 암 사진 동조반응에서 폐암 및 신장암에서 양성반응이다.

【향후 과제】

① 현 상태를 직시하고 현상 유지의 길을 도모해야 한다.
② 적합한 치료를 시행하여 상태 보존하여 장기생존을 모색해야 할 것이다. 악화 시 말기, 위독상태로 전변되어 생명을 구하기 힘들어질 수도 있다.

○ 과거 폐암 2기라고 하여 내원한 40대 남자는 진맥상 폐암 3기를 지나 4기에 이른 상태로 근치는 어려우며 3~4년 이상 장기생존의 치료를 받도록 권유하였다. 그러나 서울로 가서 현대양방치료를 성실히

받았지만 1년 내에 사망에 이르렀다.

12) 위독한 자(1)

【환자】 남, 47세
【증상】
한 남성이 옆구리의 통증과 수면장애로 내원하였다. 매일 새벽 2~3시에 깨어서 아침까지 비몽사몽(非夢似夢) 하니 매일 피곤이 가시지 않은 지 4년이 지나고 있다.

【병력】
3년 전 갑상선암 진단과 동시에 수술하였다. 이후 2년 전 늑막에 전이되어 재차 수술을 받았고, 올해에는 흉통으로 병원진찰을 받아보니 늑막염증으로 치료를 받았다.

【맥진 진단】
환자의 맥진상 좌우 삽맥(澁脈)이 유약(濡弱)하기까지 하여, 비위(脾胃) 및 상초(上焦: 갑상선 인후 폐)와 하초(下焦: 신, 방광)에 병변(病變: 암증(癌證))이 깊고 중하여 위중(危重)한 상태이니 전이(轉移)되어 말기(末期)에 이른 상황이다.

【맥진에 근거한 O-Ring테스트를 활용한 검진】
① O-Ring테스트상 폐, 비, 위, 신장, 방광의 병증이 깊음을 시사해준다.
② 체질침 시술이 다단계 처방으로 이미 6단계를 지나고 있으니 이미 위중(危重)에 이르렀음을 알려준다. 약증도 동일한 기운이다.

③ O-Ring테스트를 활용한 암 사진의 반응검사에서도 양성이다.

【향후 과제】

① 현 상태를 직시하고 생명유지의 길을 도모해야 한다.

② 적합한 치료를 적극적이고 지속적으로 시행하여 한 단계 상승된 건강레벨로 가야 한다. 병소, 병증이 완화되면서 자연스럽게 가능해질 수도 있다. 그렇지 못하면 단기간의 생명유지도 어렵다.

③ 엉뚱한 처치를 받으면 생사의 기로에 설 것이므로 각별한 주의가 요망된다.

④ 현재까지 정확한 진단을 받지 못한 것으로 보이며 현재 치료를 시행하여 병색이 완화되면 장기생존을 모색할 가능성이 있다. 현재 적절한 치료를 하지 못하면 생명이 위독해질 가능성이 높다.

13) 위독한 자(2)

【환자】 남, 74세

단골환자 한 분이 부친을 모시고 내원하였다. 양방병원에서는 대장암으로 간까지 전이되었다는 것이다.

【병력】

현재까지 특별한 병력은 없다.

【맥진 진단】

맥진상 좌측 2지가 현삽(弦澁)하고 1지 상충(上衝)하며 삽(澁)한 기운은 간맥(肝脈)뿐만 아니라 폐(肺)까지 전이된 병증 맥상이다. 강침시

3지의 미삽(微澁)한 기운은 대장의 병증이 깊음을 의미한다.

【맥진에 근거한 O-Ring테스트를 활용한 검진】

① 체질침 시술이 다단계 처방으로 6단계로 위중하여 장기생존만
이 최선이다.

② O-Ring테스트를 활용한 대장암, 간암, 폐암의 암 사진 반응검사
에서도 양성이다.

【향후 과제】

① 현 상태를 직시하고 현상 유지의 길을 도모해야 한다.

② 적합한 치료를 시행하여 생명연장을 위한 치유가 필요하다.

■ 참고

다른 보호자가 와서 폐까지 전이된 양방진단을 말하지만, 기시된
대장(大腸) 부위의 상태는 언급이 없다.

6. 궁금한 점(Q&A)

1) 건강단계와 질병은 어떤 관련성이 있는가?

앞서 '건강레벨의 8단계' 등에서 밝혔듯이 건강수준과 질병은 밀접
한 관련이 있다. 불건강한 생활과 스트레스 등으로 건강수준이 떨어
지면 질병의 발생확률이 높아진다. 또한 질병이 발생되면 건강수준이
떨어지고 악화되면 또다시 그만큼 건강수준도 약화된다. 건강수준은
총체적인 의미이며, 질병은 구속적이고 부분을 의미하나 상호 유기적
인 관계를 갖고 있다. 특정질병과 건강수준과도 관련이 있는데, 예를

들어 소아의 만성감기는 반건강 상태 및 경증 이하의 병증상태에서 지속되며, 아토피나 간질도 경증 이하에서 발생한다. 이와 달리 건강 상태에 있는 아이는 감기를 끼고 살거나 제반 병증에서 자유로운 상태를 유지한다.

10대나 20대에서 중병에 노출되는 경우는 평소 건강상태가 중등도, 중증상태에 머물러 존재하기 때문이며, 성인병 중 중풍이나 암, 경화, 신부전 등 중증의 질환은 건강수준이 높은 상태에서는 발생하지 않는다. 또한 불임이나 출산 시 유전적인 결함을 갖는 경우도 마찬가지이다. 중등도에 이르면 질병은 발생되어 유지되기 쉽고 건강수준이 올라가지 않으면, 지속적으로 몸이 불편하면서 개선되지 않는다. 중증에 이르면 질병은 난치성을 나타내고 병발하여 고착화로 유지되는데, 암의 경우는 이 수준에서 대부분 발생하고 진행한다. 다시 말해 건강성이 높으면 무병하고 낮으면 병발한다. 그래서 80세가 넘어도 일체의 성인성 질환이 없는 경우도 있으며, 나이 30세에서도 중풍과 암으로 생사를 넘나드는 경우도 있다.

2) 건강수준은 평생 고착화되는가?

유전적인 결함이 크거나 외상에 의한 손상이 크면 이로 인해서 건강이 약화된 상태가 어떤 노력으로도 극복되지 않고 평생 유지되는 경향이 있다. 그런데 타고난 상태 그대로 유지되는 것은 아니며 10세나 20세에 이르는 성장과정에서 타고난 건강상태보다 나은 상태로 증진되는 경향이 있다. 예를 들면 선천적인 심장병이 치유되거나 장애를 앓아도 내적인 회복을 이루어 2세는 육체적인 정상아를 출산하는 경우를 볼 수 있다. 긍정적인 면을 더 소개하면, 사고나 큰 수술로 인해 일정기간은 과거 상태로 회복하려는 생체 활성상태가 강하게 자리 잡아 사고 이전의 어느 선까지 회복된다. 또한 질병이나 사고, 강한 스트레스 등으로 인해서 약화된 건강수준은 일정한 노력을 통해서 다시 원래의 건강수준으로 향상될 수 있다. 그와 반대로 부정적인 하향도 있다. 어린 시기 부모로부터 영향받은 불건강한 환경과 상황은 아이의 건강을 악화시킨다. 성인이 되어서도 불규칙한 생활습관과 과식, 과로 등이 전신의 건강상태를 약화시켜 이와 유관한 질병상황은 마이너스로 작용한다. 건강수준이 유지 혹은 향상될 수도 있지만 하향될 수도 있다는 점이다.

3) 우리의 건강수준을 향상시키는 방법은 무엇인가?

가장 손쉬운 방법이 치료이다. 생활습관을 개선하고 생활양식을 변화시키는 일은 건강수준을 증진시키고 향상시킨다. 치료가 손쉬운 것은 시간과 노력에 비해 질병상태를 빨리 개선하거나 치유하고, 그렇게 함으로써 건강수준이 향상될 수 있다. 예를 들면 만성적인 자궁내막증식증이나 자궁종양을 제거하는 수술을 하면 수술 이후 병증 개선이 이루어져 건강상태는 향상된다. 또한 위울[위 기능 장애 및 위염 등]의 치료가 이루어질 경우에도 마찬가지로 전신의 건강수준은 향상된다.

치료 이외에 건강수준을 향상시키는 방법도 있다. 과거 동양에서는 양생(養生)이라고 하여 식이섭생, 운동섭생, 수면섭생 등을 중시하였다. 즉, 건강증진을 위한 식사법, 운동요법, 생활요법을 통해서 건강수준이 향상될 수 있다. 요즘은 생활요법으로 불치병을 다스리는 경우도 있다. 하지만 이는 오랜 시간이 소요되고 장기간의 자각적인 노력이 드는 것만큼 얻어지는 성과가 상대적으로 낮을 수도 있다. 즉, 노력에 대비해서 얻어지는 성과의 비율은 낮다.

4) 건강수준을 향상하는 데 있어 한의학의 역할

먼저 건강수준의 평가 측면이다. 총체적이고 전인적인 관점을 갖는 한의학은 인체의 건강수준을 전체적인 관점에서 바라보고 테스트하며 점검해간다.

둘째, 한의학의 건강증진의 방법이다. 앞서 밝힌 건강증진을 위한 식사법, 운동요법, 생활요법을 개인의 체질과 상태에 따라 조언하여 알맞은 정보를 제공할 수 있다.

셋째, 건강을 향상시키는 직접적인 치료이다. 질병의 치료나 반건강 상태를 치료하여 건강레벨을 자연스럽게 향상시키는 것이다.

5) 건강수준을 모르면 치료할 수 없을까?

대부분이 건강수준을 모르고 치료한다. 그래서 어떤 상황이 연출될지 예측이 불가능하다. 최근 6개월 이내에 내원한 고혈압환자 가운데는 단지 1~2개월 만에 치유될 사람이 있는가 하면 1년 정도 치료를 해야만 하는 경우도 있다. 이를 초기에 진단하기 위해서는 건강수준의 평가가 선행되어야 한다.

물론 사상체질과 체질침적인 치료를 받거나 일반적인 한의학으로도 치료할 수 있다. 다시 말해 건강수준을 평가하지 않거나 인식할 수 없어도 치료하는 데는 큰 지장은 없다. 다만 병증의 진단을 통해서 치료성과가 당장 높다고 하여도 사람이 갖는 전체적인 건강수준과 정도를 파악하지 못할 때는 환자의 장단기적인 예후와 적시에 필요한 건강관리법을 잘 인식하지 못한다는 의미이다.

책을 정리하며 - 진단법에 대한 오해와 진실

책 출판을 준비하면서 꿈을 꾸었다. 꿈에 후배 한의사가 나타나서 나에게 '이런 책을 왜 내는가?'라고 힐난하는 투로 말하였다. 내심 우려와 걱정이 있는 차에 이런 질문을 받으니 꿈에서도 몹시 서운했다. 왜냐하면 환자를 위한 마음으로 출판을 결심했으며 이는 의학 이전의 문제라고 보기 때문이다. 하지만 한의학적 진단과 치료의 정수에 어찌 O-Ring테스트와 같이 단순한 방법이 끼어드는지 사람의 건강성이 결정되고 해석될 수 있는가에 대한 비판이 있을 수 있다. 한의학의 깊이 있고 심오한 의미가 단순화, 계량화, 천박화되는 것을 경계하며 지적한 측면이다. 그 지적은 내가 평소 가지는 우려로 후배가 대신하여 꿈에 나와 말한 것이었다.

이러한 우려를 감안하여도 환자는 자신이 앓고 있는 병의 가부(可否)를 알아야 한다고 생각하였다. 또한 이 방법이 비록 일차원적이고 낮은 차원이라고 볼 수도 있지만, 병의 깊이(경증-중등도-중증-위중 등)를 분명 환자는 알아야 한다고 본다. 환자들 가운데에는 병의 유무의 가부도 모르거나, 단순한 깊이도 몰라서 생사를 달리하고, 헛된 치료와 건강법으로 시간을 허비하고 낭비하는 경우도 적지 않은 것이 오늘의 현실이다. 그래서 효율적인 방법으로 합리적인 치료나 건강법을 선택할 수 있는 기준이 필요하다고 본다.

맥상(脈象)으로 본 저자의 경험의 깊이를 다 말할 수는 없겠지만 병증의 유무와 처한 상황이라도 환자나 보호자가 알 수 있어야 한다고 생각했다. 일정한 치료를 받고 몇 번의 심신상태에 대한 진찰을 경험하면 한의진찰만으로도 심신의 제반 상태의 파악이 가능하구나 하는 것을 느끼게 된다. 이로써 절대적인 신뢰를 가질 수 있다. 맥진(脈診)을 대신할 방법과 기기가 천만년이 흐른다고 하여도 감히 만들어질 수 없다고 본다. 거듭 말하지만 현실은 진위(眞僞)조차 몰라 고생하는 경우가 허다하다.

오늘 한 환자가 내원하였다. 한 선배의 형수인데 작년 4월에 몇 차례 내원한 적이 있다. 병이 중하여 치료를 당부하였는데, 인연이 없다가 우려한 대로 그해 8월경 유방암을 진단받고 항암과 방사선 치료를 올 4월까지 하였다. 그런데 며칠 전부터 심한 스트레스를 받아서인지 소화가 불량하고 목에 이물감이 심히 커져서 위(胃)나 식도의 암이 재발된 것이 아닌가 하고 의심이 된다고 한다. 저자가 누누이 설명을 하였지만 내일 입원하여도 내시경은 꼭 하겠다는 것이다. 그리고 최근 유행하는 뜸을 뜨겠다는 것이다. 환자를 진맥하니 비장(脾臟: 췌장)이 부어서 그런 것이다. 물론 암증(癌症)의 진위는 여기서 더 논할 수 없다. 하지만 현재 PET나 어떤 검사상에서 나타나지 않을 병증을 어떻게 예방할 것이며 조기에 진단하고 치료를 할 것인가?

오늘 또 다른 한 환자가 내원했는데 재발(再發) 암환자이다. 비장 및 임파 등에 전이된 상태에서 처치를 마치고 최근 PET상 정상판정을 받고 3개월 단위로 재검진을 할 상태이다. 이미 전이된 상태를 뒤늦게야 발견하고 처치하였지만 PET상 정상일 뿐(암이 보지 않을 뿐)이라는 것은 암 연구자라면 누구나 알 수 있는 일이다. 그럼 어떤 방법으로 어디에 암증이 있으며 그 치료성과의 여부를 어떻게 조기에 예측할 수 있겠는가? 또한 재발하는 이유가 기시(起始)하는 원발생처 때문인데 이를 어떻게 알고 확인시켜줄 수 있겠는가? 바로 이럴 때 대체검진법이 필요하다. 맥진을 통해 얻은 결과를 O-Ring테스트로 확인시켜 보여줄 수 있다. 한편으로 보면 기막힌 쇼라고 볼 수도 있다. 하지만 누구나 할 수도 없는 일이어도 그것을 익힌 사람이라면 누구하고 하여도 동일하게 똑같이 반응하여 재검진이 반복 가능하다.

한 한의사가 자신은 O-Ring테스트를 믿지 않는다고 하였다. 믿음은 각자의 몫이다. 그 책임 또한 자신의 몫이다. 또 어떤 한의사는 맥진이 없으며 믿지 못한다고 한다. 그것 또한 마찬가지이다. 이는 양방의사가 현대양방진단의 한계를 이유로 그 결과를 믿지 않는 것과 같다. 양방진단의 결과는 항상 뒤늦게 병이 발생하고 진행된 다음에 진단되어 나온다. 한의학의 진단은 그 이전의 상태를 파악하기도 하지만 일정한 숙달이 없으면 아무것도 알지 못한다. 매일 환자를 통해 경험하고 검증하고 반복 재현한다. 모든 환자를 다 치유하지는 못하지만 상대적인 우위(優位)의 치료성과를 보이고 있다. 맥진을 통해서 심신상황을 진단하기 때문이다.

또한 O-Ring테스트는 저자만의 테스트법도 아니고 미국의 일본계 의사가 개발한 것이다. 그분도 자신이 온전히 만든 것이 아니고 근운동신경학 AK의 근력테스트에서 나온 것이며 아마도 수천 명 이상의 전문연구가들이 수백만 번 이상의 실험을 통해서 검증된 것이다. 한의의 진찰연구와 이에 대한 대체진단을 고려하지 못할 경우에는 결국 양방검사의 결과만 믿게 되는 결과를 빚는다. 어떤 경우에는 자신의 배우자나 가족이 병들어가는 것을 놓치고 나서도 - 즉, 양방검사를 해야만 정확하다고 여기고, 뒤늦게 나올 때에만 인정하기에 - 자신은 모를 수밖에 없는 일이라고 스스로 위안을 삼을지도 모른다.

힘주어 말하건대 '건강은 건강할 때 지켜야 하며, 병들면 치료가 어렵기 때문에 병은 들기 이전에 치료해야 한다.' 병은 건강상태가 1이 아니라 10에서 발생한다. 8~9에 머물러 10이 되어야 발견되니 치료해봐야 다시 재발되거나 그 상태에 머물러버린다. 중풍으로 쓰러진 이후 아무리 치료를 잘해도 회복에는 한계가 있고 후유장애가 남으며, 암은 발견 이후 1/3 이상이 재발하거나 사망한다. 암을 지닌 채 5년간 생존하였다고 하여 암이 치유된 것은 아니며, 또한 치료되었다고 하여도 잠재암이 있어 그 이후에 재발하여 운명을 재촉하기도 한다. 또한 10에 이르러도 모르는 경우가 적지 않으니 11~12가 되어 불치상태로 나와야 병발한 것으로 여겨 사후약방문(死後藥方文)이 되는 것이다.

이 책의 출간 이유는 건강의 상태를 몰라서 뒤늦게 후회하는 일이 없도록 하는 데 있다. 또한 병이 들었을 때 회복의 길과 방향을 몰라서 헛된 치료를 하지 않도록 하기 위함이다. 심신의 상태를 바르게 알아서 올바른 치료를 하고 자신의 몸에 맞는 건강법으로 건강을 회복하고 지키는 데 나침반이 되길 희망한다.

최희석 ——————————————————————————

　　원광대학교 한의과대학 및 동 대학원 졸업
　전) 조선대학교 환경보건대학원 겸임교수
　　광주환경운동연합 지도위원
　현) 대한한의사협회 명예기자
　　광주한방병원협의회 회장
　　네이버상담한의사 우수회원(2010)
　　틔움키움 광주전남네트워크 이사
　　광주외국인노동자건강센터 한방의료 참여
　　광주시민센터 의료인 모임
　　자연그린한방병원 대표원장

『임상맥진강좌 입문』
『임상한의학, 어떻게 공부할 것인가』
『한의학의 암 진단과 치료』
『태교신기』
『한의사의 하루진료』
『암환자의 임상사례집』
『100일 기도』
『심의(心醫) 마음을 읽는 한의학』
한의사를 위한 의학정보 인터넷카페
(희망의 한의학 http://cafe.daum.net/newdoctor1)

건강상태를 측정하는
생체검진법

초 판 인 쇄 | 2012년 11월 16일
초 판 발 행 | 2012년 11월 16일

지 은 이 | 최희석
펴 낸 이 | 채종준
펴 낸 곳 | 한국학술정보㈜
주　　 소 | 경기도 파주시 문발동 파주출판문화정보산업단지 513-5
전　　 화 | 031) 908-3181(대표)
팩　　 스 | 031) 908-3189
홈 페 이 지 | http://ebook.kstudy.com
E - m a i l | 출판사업부　publish@kstudy.com
등　　 록 | 제일산-115호(2000. 6. 19)

ISBN　　978-89-268-3875-4 03510 (Paper Book)
　　　　978-89-268-3876-1 05510 (e-Book)

이담
Books 는 한국학술정보(주)의 지식실용서 브랜드입니다.